DES

SYPHILIDES PALMAIRES

ET PLANTAIRES

ÉTUDIÉES SPÉCIALEMENT

DANS LA SYPHILIS HÉRÉDITAIRE

PAR

Ch. MADIER-CHAMPVERMEIL,

Docteur en médecine de la Faculté de Paris,
Ancien interne des hôpitaux de Lyon.

PARIS

LIBRAIRIE ADRIEN DELAHAYE

PLACE DE L'ÉCOLE-DE-MÉDECINE

1874

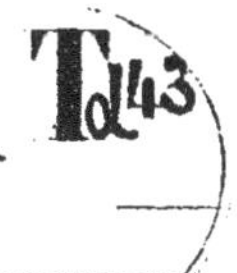

DES

SYPHILIDES PALMAIRES

ET PLANTAIRES

ÉTUDIÉES SPÉCIALEMENT

DANS LA SYPHILIS HÉRÉDITAIRE

PAR

Ch. MADIER-CHAMPVERMEIL,

Docteur en médecine de la Faculté de Paris,

Ancien interne des hôpitaux de Lyon.

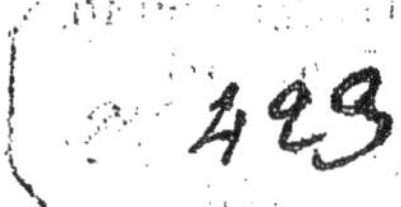

PARIS

LIBRAIRIE ADRIEN DELAHAYE

PLACE DE L'ÉCOLE-DE-MÉDECINE

1874

on doit retrouver dans ces régions tous ou presque tous les types de syphilides observés sur les autres parties du système cutané. Mais pour arriver à cette notion, il faut étudier des malades d'âges et de professions différents, et même comparer entre elles les deux formes acquise et héréditaire de la syphilis, formes très-distinctes en clinique, mais qui ne sont pas moins les résultats d'une même cause première.

Et même, sans sortir du cadre de la syphilis acquise, voyons les modifications apportées par les âges et les professions à l'aspect des syphilides palmaires et plantaires.

Chez un adulte soumis à un travail manuel nul et à des marches modérées, il existe toujours, aux mains et aux pieds, un épiderme plus épais que dans aucune autre région ; le degré de cette épaisseur restant toujours en rapport avec la répétition et l'intensité des pressions ou des frottements, conséquences des fonctions ; si, à cette irritation physiologique vient s'ajouter celle qui est amenée par l'action pathologique du virus syphilitique, la production épidermique deviendra alors bien plus considérable, et la production de squames sera la résultante de ces causes multiples.

Que si nous supposons la syphilis agissant chez un manouvrier qui a les mains calleuses, alors les squames seront plus abondantes encore et elles masqueront plus sûrement les lésions profondes ; et si, enfin, on examine la main d'un enfant encore jeune et atteint de syphilis acquise ; sur cette peau vierge de productions épidermiques normales, on verra les érythèmes les plus légers, les papules les plus diverses, se montrer là comme dans les autres régions avec une surface à peine efflorescente ; dès lors, en envisageant d'un seul coup d'œil toutes les formes les plus diverses, on est amené à ne considérer les squames que comme une complication; dès lors aussi, une classification des syphilides palmaires et plantaires ne saurait différer que sur des points accessoires de celle des syphilides en général.

Mon travail est divisé en trois parties : les deux premières sont consacrées à l'étude rapide de la classification des syphilides et à l'exposé de certains faits particuliers aux syphilides palmaires et plantaires dans la syphilis acquise ; dans la troisième, qui est la plus étendue, je traite ce qui concerne la syphilis héréditaire.

Je n'aurais pas entrepris une tâche aussi lourde, et, sur bien des points, il m'aurait été impossible d'être aussi affirmatif si mon maître, M. Gailleton, chirurgien titulaire de l'hospice de l'Antiquaille, ne m'avait permis de m'appuyer souvent sur son autorité et de citer plusieurs de ses opinions personnelles ; toutes les observations que je cite ont été recueillies dans son service et sous sa direction ; je le prie d'agréer l'expression de ma vive reconnaissance. Je remercie également mon excellent ami M. le Dr Charpy, qui m'a souvent prêté son bienveillant concours.

On pourra me reprocher d'être sorti souvent du cadre de mon sujet, je m'excuserai en disant que j'ai cherché à retirer des faits que j'ai observés tous les renseignements utiles à la pratique, surtout dans l'étude de la syphilis héréditaire.

CHAPITRE PREMIER.

Classification des syphilides.

Je n'ai pas l'intention de faire une critique historique de toutes les classifications qui ont été proposées, cette étude, qui ne serait ici d'aucune utilité pratique a d'ailleurs été faite dans une thèse récente (1) ; je me bornerai à examiner

(1) Schweich. Étude sur la classification des syphilides. Paris, 1869.

les opinions des auteurs les plus modernes. Biett appliqua aux syphilides les divisions adoptées par Willan dans les dermatoses vulgaires, et il proposa le premier une classification basée sur les caractères de l'éruption qu'il compare aux lésions élémentaires de la peau. — Lorsque les études ultérieures permirent d'établir les diverses phases cliniques de la syphilis, on chercha à définir quelles étaient les formes éruptives correspondantes aux périodes de ce drame que M. Ricord, d'après son expression imagée, divise en trois actes.

M. Bassereau (1) dans une étude remarquable, insistait déjà sur cette division des syphilides, il ne la formule néanmoins pas nettement, et, comme ses prédécesseurs, il adopte les dénominations et les divisions de Biett.

MM. Bazin (2) et Hardy (3) comprenant combien est artificielle cette méthode qui énumère bien plus qu'elle ne classe, proposèrent chacun une classification ; pour eux, les considérations tirées de l'élément éruptif, de la lésion élémentaire, ne peuvent servir qu'à caractériser des divisions secondaires, et ils demandent à des faits plus généraux, à des notions plus élevées des lignes de démarcation plus importantes.

Pour M. Bazin, l'époque d'apparition, le mode de groupement, le siége des syphilides, leur développement sous la double influence de la syphilis et d'une cause extérieure, leur polymorphisme, telles sont les bases multiples sur lesquelles doit être établie la classification. Ces idées professées par M. Bazin ont été ensuite reproduites par un de ses élèves, M. Schweich, qui fit de cette étude le sujet de sa thèse inaugurale.

M. Hardy, dont les idées ont été adoptées en grande par-

(1) Bancreau. Traité des affections syphilitiques de la peau. Paris, 1852.
(2) Bazin. Leçons sur la syphilis et les syphilides.
(3) Hardy. Leçons sur la syphilis et les syphilides.

tie par MM. Lancereaux (1) et Fournier (2), admet deux éléments de classification : l'élément chronologique qui l'amène à formuler les divisions en trois périodes :

1re période : Syphilides précoces;

2e période : Syphilides intermédiaires;

3e période : Syphilides tardives,

et la comparaison avec les légions élémentaires de la peau qui fournit et détermine les subdivisions en syphilides exanthématique, papuleuse, vésiculeuse, etc.

Tous les auteurs que je viens de citer, depuis M. Bassereau jusqu'à M. Fournier, tous ont reconnu la nécessité d'introduire dans leur classification un élément plus précis et plus clinique dans le sens vrai du mot, que la notion des lésions élémentaires de la peau; une éruption papuleuse ou pustuleuse est syphilitique non par ses papules ou ses pustules, mais par l'ensemble des caractères qui dominent ces formes grossières. — Aussi les voyons-nous insister longuement sur les points par lesquels une éruption quelconque caractérise la syphilis ou toute autre maladie; et, plus encore que ses devanciers, M. Fournier insiste sur la nécessité de chercher avec soin tous les signes qui permettent de réunir en un tout le groupe de dermatoses formé par les syphilides.

Mais les auteurs ont-ils comblé cette lacune en faisant intervenir la notion chronologique? Je n'hésite pas à répondre par la négative quand je considère combien sont variables le mode de développement et l'époque d'apparition des syphilides aux diverses périodes; et, sans parler de ces syphilis graves d'emblée qui bouleversent l'ordre établi, en produisant dès les premiers jours des manifestations que les classifications font figurer dans les accidents tertiaires et quaternaires, ne voit-on pas constamment s'unir

(1) Lancereaux. Traité de la syphilis.

(2) Fournier. Leçons cliniques sur la syphilis chez les femmes, 1873.

et se mélanger chez les mêmes malades toutes les formes possibles de la maladie?

La syphilis héréditaire enfin, dont, malgré sa marche spéciale, on doit tenir compte dans des considérations aussi générales, n'amène-t-elle pas parfois chez le même enfant des lésions qui appartiennent à toutes les périodes?

Ces anomalies fréquentes dans l'évolution clinique des syphilides, ce polymorphisme qui atteste combien peu elles tiennent compte des stades et des périodes qu'on a voulu leur assigner, sont assurément dès preuves, que les manifestations extérieures désignées par les noms des lésions élémentaires, ne sont que les différentes modifications d'un état profond toujours le même au début.

L'anatomie pathologique seule pouvait donner la clef de cette étude gènérale, elle seule pouvait permettre de saisir ce processus unique dans son essence dont toutes les manifestations apparentes ne sont que des formes ou des déviations. — Aussi c'est à elle que nous devrons demander ce lien destiné à réunir dans un même faisceau, les différents éléments qui constituent le groupe complexe des syphilides; nous compléterons ainsi les notions des caractères communs à tout ce groupe de dermatoses, caractères sur lesquels les cliniciens insistent avec juste raison.

Cette idée d'établir des syphilides une classification basée sur l'anatomie pathologique, n'est pas nouvelle; ainsi Baërensprung les range dans deux périodes : hyperémique et tuberculeuse : Virchow, qui classe les syphilides en inflammatoires et en gommeuses, n'indique que les termes extrêmes de la série, et sa méthode est incomplète par cela même qu'elle est exclusive; en effet, tous les états intermédiaires existent, et c'est leur étude qui va nous éclairer sur la marche de la maladie. MM. Lancereaux et Fournier, le premier surtout, indiquent en plusieurs passages de leurs livres, l'importance qu'on doit attacher au néoplasme syphilitique au point de vue du diagnostic, mais ils ne tirent aucune conclusion pour la classification.

Si on veut apprécier d'une façon exacte le mode d'action du virus syphilitique sur la peau il faut, remontant à l'origine des accidents, suivre toute la série.

Après un temps d'incubation dont la durée est variable, le virus commence à agir sur les tissus; dans un premier stade, les modifications anatomiques qu'il détermine sont fugaces, passent souvent inaperçues, et disparaissent, en ne laissant aucune trace, ou seulement une légère furfuration; il n'y a eu jusque-là qu'une simple hyperémie, qu'un état congestif de la peau, durant quelques heures ou quelques jours, tantôt circonscrit, tantôt diffus et ne s'accompagnant probablement d'aucune modification de la structure du derme. C'est à cette forme que je propose de donner le nom de syphilide hyperémique; elle comprend la roséole et les érythèmes simples diffus.

Mais à cet état simplement congestif et qui n'a rien de spécifique, on verra bientôt succéder des lésions plus profondes, plus durables, caractérisées toujours au début par un état simplement néoplasique des différentes parties de la peau; indice d'une action plus intense, plus prolongée du virus sur les éléments anatomiques, se manifestant par des productions cellulaires nouvelles dans l'épiderme et le derme. Dès lors la lésion syphilitique est établie et les différents aspects sous lesquels elle se présentera seront dus aux modifications subies par le néoplasme.

Ainsi, à la première classe constituée par les *syphilides hyperémiques*, opposerons-nous la seconde, comprenant toutes les autres lésions que nous appellerons *syphilides néoplasiques*. La néoplasie constituant le fait commun à toutes les syphilides, devient la pierre de touche qui permettra de reconnaître toujours l'action du virus; les formes apparentes n'étant que le produit de transformations diverses d'un néoplasme primitif toujours le même, on comprendra facilement les caractères communs, les particularités du mode d'évolution, les anomalies de formes, le polymorphisme si constant des manifestations qu'on a comparées aux lésions élémentaires de la peau.

Pour procéder du simple au composé, supposons la syphilis se développant chez un adulte bien portant. Les premières manifestations du processus néoplasique seront des papules de forme, de dimension, de siége variables; dans la papule, nous rencontrons dans leur pureté ces néoplasies portant à la fois sur l'épiderme et le derme. Dans l'épiderme la couche de Malpighi est agrandie soit dans sa zone horizontale qui a gagné en hauteur, soit surtout dans les espaces interpapillaires qui sont plus larges et plus profonds: les cellules épithéliales ont un aspect qui indique qu'elles sont en voie de prolifération, les noyaux sont très-apparents et les dentelures très-accentuées. Le derme subit un travail analogue: ses vaisseaux sont hyperémiés; de jeunes cellules (cellules rondes du tissu conjonctif) affluent sur la périphérie des papilles. Enfin dans les espaces qui séparent les faisceaux conjonctifs, apparaissent les premières cellules, plus volumineuses et plus nombreuses, tandis que les faisceaux eux-mêmes paraissent plus rapprochés et à contours plus accusés; ce qui indique un certain degré de sclérose profonde.

Les glandes et les follicules subissent les mêmes changements: hyperplasie épithéliale, hyperplasie conjonctive.

Ainsi comprise et constituée, la papule est la caractéristique de la syphilis, et cette opinion déjà admise par la clinique, sera absolument vraie si on cesse de ne considérer dans la papule que l'apparence physique, mais cette néoplasie spéciale que je viens de décrire: néoplasie qui sera tout aussi importante au point de vue du diagnostic, quand elle sera circonscrite ou diffuse, quand elle sera sèche ou humide, squameuse ou cornée, aplatie ou saillante. Je reviendrai d'ailleurs sur cette question quand j'étudierai la question du diagnostic surtout dans les cas difficiles, et en particulier à propos de la syphilis héréditaire.

La papule, dans le sens histologique que je viens de lui donner, la syphilide néoplasique une fois constituée, pourra devenir le point de départ de toutes les formes cliniques des syphilides, et c'est dans la production de ces formes cliniques que vont entrer en jeu un grand nombre de conditions souvent étrangères à la syphilis elle-même. Dans les conditions de bonne santé générale, la néoplasie tendra à s'organiser, alors on verra se produire dans un temps plus ou moins long, des papules nombreuses, des érythèmes scléreux, des tubercules qui ne sont qu'un degré plus avancé d'organisation et enfin des gommes; en même temps, et souvent dans les mêmes régions, il se produira, au lieu de cette tendance à l'organisation de la néoplasie, une tendance opposée : dans l'épaisseur de la couche épithéliale, les cellules disparaîtront, laissant en certains points des espaces pleins de liquide incolore, ce sont des vésicules, et dans d'autres points, au milieu de ce liquide apparaîtront des leucocytes et on verra bientôt une véritable pustule. Dans la pustule on observe ordinairement un grand nombre de cellules jeunes, soit dans le derme, soit dans la cavité épithéliale; quelquefois dans les pustules profondes la couche épithéliale profonde disparaît et la cavité communique librement avec le derme. Ces transformations deviendront tout à coup très-abondantes si le sujet, primitivement vigoureux, est affaibli pour une cause quelconque, et elles seront prédominantes dès le début chez les malades cachectiques et surtout chez les vieillards; de la pustule à l'ulcération, il n'y a qu'une différence de degré, et cette ulcération sera d'autant plus profonde qu'elle envahira une néoplasie primitive plus considérable. Toutes les syphilides tuberculo-ulcéreuses, tuberculo-crustacées qu'on voit dans les syphilis graves d'emblée ou chez les cachectiques rentrent évidemment dans cette catégorie ; mais la gomme elle-même comment doit-on la définir et la comprendre; quelle place lui assignerons-nous dans notre classification?

Pour l'étude des gommes, nous trouvons des indications très-nettes dans les auteurs. A la suite de Virchow, M. Lancereaux a parfaitement reconnu que cette forme clinique ne diffère pas essentiellement des autres lésions de la syphilis; d'après lui, aux affections superficielles, aux simples hyperémies, avec ou sans exsudation, de la période secondaire, succèdent les lésions profondes, essentiellement lentes dans leur évolution, pouvant se développer partout où existe une trame conjonctive. Ces altérations apparaissent tantôt disséminées, tantôt sous forme de nodules ou de tubercules. Si le néoplasme est disséminé et peu abondant, il peut vivre et se transformer en tissu conjonctif ordinaire; s'il est ramassé en masses considérables, il a par lui-même une vitalité moindre et, bientôt, ses éléments subissent un travail de régression qui du centre gagne la périphérie.

Je n'ai rien à ajouter à cette description de M. Lancereaux qui, on le voit, range dans la même catégorie les tubercules et les gommes, mais ce que je ne puis admettre, c'est cette distinction tranchée qu'il cherche à établir anatomiquement entre les lésions secondaires et les lésions tertiaires. Cette néoplasie du tissu sous-cutané n'est que le prolongement, si je puis m'exprimer ainsi, de celle que j'ai trouvée d'une manière constante, non-seulement dans l'épiderme mais les diverses parties du derme, déjà dans les premières papules et dans les érythèmes scléreux de la syphilis héréditaire. Ainsi, dégageant pour un instant la considération anatomique de toutes les autres, je crois pouvoir dire : que la lésion primordiale se retrouve dans toutes les formes, qu'il y a dès le début une néoplasie, toujours la même quant au fond et qui, envahissant progressivement toutes les parties produira au premier degré une papule et à l'autre extrémité de l'échelle une gomme.

Toutes les formes cliniques vont apparaître comme conséquence des modifications imprimées à ce néoplasme, par de nombreuses conditions dues à l'âge, à l'état de santé ou de maladie, à la constitution du sujet, et enfin, peut-être, à l'intensité variable du virus. Toutes ces formes nous le, retrouverons à des époques diverses, et quelquefois toutes réunies chez le même sujet, et nous pourrons suivre toutes les transformations qui nous conduisent de l'érythème à sa gomme aiguë et ulcérée. Car on ne doit pas oublier que ordinairement la syphilis ne procède pas par bond, et toutes les nuances peuvent être représentées. C'est ainsi qu'il existe des syphilides maculo-papuleuses, papulo-tuberculeuses, tuberculo-gommeuses, tuberculo-ulcéreuses, qui relient entre elles les macules, les papules, les pustules, les tubercules et les gommes.

En réalité, le virus syphilitique est un agent irritant qui, suivant son intensité d'action, provoque des hyperémies, des suractivités de formation, ou des infiltrations cellulaires. Ces infiltrations cellulaires ont une marche et une terminaison variables, suivant que ces cellules nouvelles sont nées plus ou moins viables et plus ou moins virulentes; et cette viabilité et cette virulence elles-mêmes dépendent de leur imprégnation plus ou moins intense par le virus syphilitique. De là les processus de néoplasie transitoire (papule), de néoplasie scléreuse (péri-hépatite, etc...), de néoplasie suppupurative (ecthyma, acné), de néoplasie ulcéreuse (tubercules, gommes lentes), de néoplasies virulentes et destructives (gommes aiguës). Ainsi se trouvent réunis dans un faisceau unique tous les éléments divers que nous fournit la clinique. Loin de dédaigner les notions qu'elle nous donne, je cherche à les expliquer par l'étude anatomique, je cherche surtout à consacrer, par un fait immuable, la nature des syphilides et à réunir dans un tout commun les caractères que les auteurs étudient et signalent avec juste raison, et au moyen desquels ils veulent faire des syphilides un groupe de dermatoses complètement différent des groupes voisins.

Les relations établies entre les formes éruptives et la période de la syphilis à laquelle elles correspondent, bien que sujettes à de nombreuses anomalies, seront le complément nécessaire de cette étude, car elles éclairent le pronostic et le traitement de la maladie générale. Mais je ne comprends pas l'utilité de conserver, à l'exemple de M. Bazin, certaines divisions établies sur des caractères bien superficiels : pourquoi, par exemple, faire une classe particulière des plaques syphilitiques ou éruptions discoïdes?

Les lésions de cette catégorie sont les plaques muqueuses qui présentent, suivant les régions où elles se développent, des apparences différentes ; mais elles doivent toutes rentrer dans la grande classe des papules qui seront sèches et squameuses, dans les régions découvertes, humides et sécrétantes dans les plis cutanés, ou sur les muqueuses, parce qu'elles seront encore macérées dans les liquides de la région. Ne voit-on pas souvent, aux pieds, une éruption papuleuse sur la face plantaire, devenir humide entre les orteils, et se transformer en plaques muqueuses ; et songera-t-on à établir une différence caractéristique entre une papule de l'abdomen et une plaque muqueuse de la région inguinale ou de l'anus? Polymorphisme sur un même point, différence suivant les régions, tout ne s'explique-t-il pas aisément, quand au-dessous de la lésion grossière, apparente, on recherche le processus anatomique constant? Ces considérations me ramènent au sujet principal de mon étude. Aux régions palmaires et plantaires, nous rencontrerons aussi certaines apparences spéciales à la région, mais elles ne nécessiteront pas une modification notable de la classification générale, je les ferai figurer accessoirement à titre de complications.

Quatre grandes divisions doivent être établies dans la classe des *syphilides néoplasiques.*

1° *Syphilide néoplasique simple :* dans laquelle le néoplasme est né viable, il tend à l'organisation, et à moins de complications générale ou locale, il aura une durée variable et pourra disparaître, en ne laissant pour trace de son passage qu'une squamation légère.

A. *Circonscrit*, il produira des papules ou des tubercules.

B. *Diffus*, il comprendra le psoriasis palmaire et plantaire des *adultes* et *l'érythème squameux des nouveau-nés.* — Il peut être atteint de complications diverses : une accumulation considérable de produits épidermiques lui donnera une apparence *cornée.* — Certaines conditions de régions le rendront *humide*, et en feront des plaques muqueuses. — Une modification brusque pourra l'atteindre, et il deviendra *ulcéreux*, d'où production de certaines variétés de rupia et d'altérations ulcéro-squameuses.

2° *Syphilide néoplasique vésico-bulleuse*, caractérisée par une transformation rapide des cellules de la couche de Malpighi, qui aura pour résultat la formation de vésicules ou de bulles, le néoplasme dermique ne prenant aucune part à ce travail particulier; les deux formes cliniques correspondantes sont :

A. *Herpès syphilitique.*

B. *Pemphigus syphilitique.*

3° *Syphilide néoplasique pustuleuse.* C'est la forme pustuleuse des auteurs; la pustule qui la caractérise apparaît ordinairement au centre d'une papule : et la fréquence de la forme clinique papulo-pustule indique bien la production de leucocytes produits soit par émigration, soit par transformation des cellules épithéliales jeunes au centre ou à la surface du néoplasme primitif.

A. *Acnéiforme.*

B. *Ecthymateuse.* — J'ajouterai une forme particulière aux régions palmaire et plantaire ; je l'appellerai :

C. *Pustuleuse trouée*, dénomination qui indique son caractère le plus frappant.

Toutes ces syphilides pustuleuses peuvent être compliquées de productions squameuses ou *cornées.*

4° *Syphilide néoplasique ulcéreuse :* dénomination dont les deux termes forment un contre-sens apparent, mais qui rappelle ce double fait d'une production néoplasique frappée de mort dès sa naissance. J'en décrirai deux formes :

A. *Superficielle :* c'est l'érythème ulcéreux des nouveau-nés.

B. *Profonde* : gomme ulcérée.

Je résume dans un tableau cette classification des syphilides en général qui, sauf quelques modifications de détail, s'applique aux syphilides palmaires, étudiées dans les formes acquise et héréditaire de la maladie.

CLASSIFICATION DES SYPHILIDES :

I. *Syphilides hyperémiques.*

Circonscrite.	Roséole des adultes. Syphilis acquise.
Diffuse	Érythème en nappe des adultes. Erythème simple des nouv.-nés. Syphilis héréditaire.

II. *Syphilides néoplasiques.*

			Complications (1) :	
Simple.	Circon-scrite.	Papule. Tubercule.	Cornée. Squameuse. Humide. Ulcéreuse . .	 Ulcéro-squameuse. Rupia.
	Diffuse.	Psoriasis des adultes. Erythème squameux des nouveau-nés. .		
Pustuleuse.		Acnéiforme. . . . . . Trouée . . . . Ecthymateuse.	Cornée. Squameuse.	
Vésico-bulleuse. . .		Herpès syphilitique. Erythème bulleux des nouveau-nés. Pemphigus.		
Ulcéreuse.		Superficielle. . Profonde. . . .	Erythème ulcéreux. Gommes.	

Les longues considérations que je viens d'exposer me permettront de traiter rapidement les questions relatives aux syphilides en particulier ; surtout, pour ce qui concerne la syphilis acquise, je ne donnerai de détails qu'au sujet des faits nouveaux que je crois pouvoir ajouter à son étude.

CHAPITRE II.

Des syphilides palmaires et plantaires dans la syphilis acquise.

I. — Syphilides hyperémiques.

Chez les adultes, on observe surtout la forme circonscrite c'est-à-dire la roséole ; M. Bassereau la signale et il dit que, à la main, elle prend rapidement le caractère papuleux

(1) C'est par les complications Cornée et Squameuse, que les syphilides palmaires et plantaires diffèrent surtout de toutes les autres.

et se recouvre de squames. — J'ai observé plusieurs fois, chez des femmes qui avaient la peau très-fine, une éruption de roséole palmaire, coïncidant avec une roséole du tronc et bientôt disparaissant en laissant une desquamation en général fugacé.

On peut également observer, mais dans des cas beaucoup plus rares, un véritable érythème diffus, analogue à celui que je décrirai chez les nouveau-nés.

II. — Syphilides néoplasiques.

1° *Syphilide néoplasique simple.* — C'est à cette catégorie que doivent se rapporter toutes les descriptions données par les auteurs des syphilides squameuses, papulo-squameuses, poriasis palmaire et plantaire, syphilide cornée. Aussi me bornerai-je à l'énumération rapide de quelques points intéressants de l'histoire de cette syphilide, renvoyant, pour une étude didactique, aux traités classiques de MM. Bassereau, Hardy, Rollet, Fournier.

Les deux variétés que nous avons établies dans la syphilide néoplasique simple, s'observent également et doivent être étudiées à part :

A. *S. néoplasique simple circonscrite.* — Elle comprend les formes cliniques papuleuse et tuberculeuse.

Les papules souvent petites, discrètes, non groupées, coïncident alors avec une éruption papuleuse généralisée, et sont symptomatiques d'une syphilis précoce. J'en ai observé un bel exemple chez un enfant de 15 mois, atteint de syphilis acquise manifeste ; il présentait à la paume de la main 5 ou 6 papules saillantes, rouge-cuivre, légèrement squameuses, complètement semblables aux papules observées à la partie inférieure de l'avant-bras et sur le reste de la peau. Chez cet enfant, la peau, très-peu résistante, n'a gêné en rien le développement des papules, et personne ne songerait à créer un nom spécial pour la syphilide qu'il présente. Voici, par contre, la description succincte de la même affection chez une adulte.

Marie X..., âgée de 20 ans, entre à l'Antiquaille le 15 juillet 1872. Ell présente sur la grande lèvre droite les traces d'un chancre manifestement induré datant de deux mois. Les accidents secondaires ont commencé il y a quinze jours. Actuellement on constate une éruption papulo-squameuse, discrète sur les faces palmaires et plantaires ; sur chaque main on trouve 10 ou 12 papules disséminées, petites, faisant à peine saillie et beaucoup mieux appréciées par le toucher que par la vue; elles sont limitées par une collerette épidermique bien marquée. Aux pieds, l'éruption, également très-discrète, est plus saillante, surtout au niveau de la voûte plantaire, où on voit plusieurs papules recouvertes d'une couche cornée d'une épaisseur de 2 ou 3 millimètres et représentant assez bien la surface sphéroïdale d'une lentille. Dans ce cas la malade présente, à leur état rudimentaire, les productions cornées qui prennent parfois un développement considérable et deviennent une véritable complication de la syphilide papuleuse. On observe alors de véritables cornes, dures, saillantes; elles sont produites par un développement exagéré des papilles dermiques qui se recouvrent, en même temps, d'une couche épaisse de squames épidermiques condensées. Ces productions singulières ont pour siéges de prédilection les faces palmaires des doigts, et au pied la voûte plantaire : dans cette dernière partie on ne peut considérer les pressions de la marche comme cause de leur apparition. Ces formes cornées, qu'elles existent isolément, ou qu'elles compliquent d'autres variétés de syphilides, ont toujours une longue durée et se montrent très-rebelles au traitement.

Chez les adultes cette éruption papuleuse est plus souvent confluente ; elle est en général peu ou pas saillante ; la néoplasie ne parvenant pas à vaincre la résistance que lui oppose la tension de la peau, on observe alors des plaques arrondies, à fond rouge-cuivre, couvert de squames plus ou moins épaisses, tendant à se grouper en forme de cercles, n'amenant pas de prurit, et dans les cas ordinaires, ne gênant pas les fonctions de la main ou du pied. Cette éruption papuleuse est caractéristique de la syphilis dite secondaire, elle peut se manifester pendant toute sa durée. C'est une des formes du psoriasis syphilitique des auteurs.

Enfin, la néoplasie circonscrite peut, à une période avancée de la maladie, donner naissance à de véritables tubercules dont le volume peut atteindre celui d'un gros pois et même davantage. — Chez une malade du service de M. Gailleton, j'ai observé une éruption tuberculeuse qui occupait toute la face palmaire de la main droite et la région thénar de la main gauche. Sur ces régions on observait une série de tubercules disposés en forme de cercle ou de segments de cercle, de couleur rouge sombre et légèrement squameux à la surface. Au centre du cercle la peau était parfaitement saine, ce qui éloignait toute idée de lupus. La malade avait eu son chancre il y avait un an, et elle présentait sur tout le corps une de ces éruptions tuberculo-pustuleuses, qu'on considère comme des syphilides de transition entre les périodes secondaire et tertiaire.

B. *S. néoplasique simple diffuse.* — Cette espèce constitue le véritable psoriasis syphilitique. Tantôt elle se produit d'emblée ; tantôt elle succède à une éruption papuleuse circonscrite, et c'est ce qui arrive le plus souvent. On voit alors les cercles ou les segments de cercles formés par la néoplasie circonscrite, s'agrandir, se réunir de manière à occuper toute la surface de la région palmaire ou plantaire ;

mais à la péripherie cette forme arrondie persiste, les bords sont saillants, ils présentent un liséré épidermique très-tranché, le centre paraît déprimé, mais on sent la peau épaisse, sclérosée, la néoplasie ne pouvant s'élever a gagné en profondeur; le fond est rouge-cuivre, couvert de squames plus ou moins abondantes, se reproduisant rapidement quand on les enlève; leur production est due, en effet, non pas à une simple desquamation comparable à celle qui se produit après une scarlatine, mais à une véritable squamation ou production constante de squames par la peau irritée et influencée par la syphilis. Enfin je n'insisterai pas sur les autres caractères bien connus, fissures, rhagades, qui dans les cas ordinaires ne présentent pas de gravité.

DIAGNOSTIC.

Ainsi constituée, et en dehors des complications que j'indiquerai plus loin, cette syphilide peut être confondue avec un psoriasis simple, avec un eczéma lichénoïde; aussi est-il important d'établir les différences sur lesquelles s'appuiera le diagnostic. Je résume ces signes dans les deux tableaux suivants :

SYPHILIDE SIMPLE DIFFUSE.

Psoriasis syphilitique.	*Psoriasis simple.*
1° Squames larges, arrondies, non stratifiées.	1° Squames multiples, superposées.
2° Fissures souvent profondes.	2° Fissures peu marquées.
3° Absence de plaques aux doigts.	3° Plaques à peu près constantes aux doigts.
4° Pas de prurit.	4° Prurit constant, souvent intense.
5° Bords limités par des segments de cercles.	5° Absence de cercles sur les bords.

6° Fond couleur rouge-cuivre.	6° Fond rouge-violacé.
7° Coïncidence d'autres syphilides.	7° Coïncidence de psoriasis simple, surtout au coude et au genou.
8° Lésion consistant surtout en un néoplasme plus ou moins rénitent, et accessoirement en une desquamation superficielle (Fournier).	8° Lésion squameuse plutôt que néoplasique (Fournier).

SYPHILIDE SIMPLE DIFFUSE.

Psoriasis syphilitique.	*Eczéma lichénoïde.*
1° Squames sèches, dures.	1° Squames minces, molles.
2° Surface toujours sèche.	2° Surface souvent sécrétante.
3° Fissures peu nombreuses, mais souvent profondes.	3° Fissures nombreuses, peau plissée.
4° Absence de prurit.	4° Prurit constant.
5° Bords cerclés, bien limités, saillants.	5° Bords non festonnés, non saillants.
6° Coïncidence d'autres syphilides généralisées ou localisées au poignet.	6° Eczéma simple ou lichénoïde aux doigts ou sur d'autres points du corps.

Je ne citerai que pour mémoire les autres affections des régions palmaires et plantaires dont on pourrait avoir à faire le diagnostic avec les syphilides qui nous occupent. Il suffira de rappeler le cancroïde, le lupus, l'ulcère perforant, la lèpre ; je signalerai toutefois certains faits exceptionnels dont le diagnostic pourra présenter quelques difficultés.

La syphilide néoplasique ou psoriasis syphilitique ne se présente pas toujours sous la forme simple et classique, que je viens de rappeler dans les tableaux qui précèdent, et on observe assez souvent des complications diverses. A la forme indolente à squames peu épaisses et à fissures peu profondes que j'ai indiquée comme la plus fréquente, on peut opposer certaines formes graves dans lesquelles on voit les squames devenir persistantes, s'entasser les unes sur les autres et former une couche extrêmement épaisse, recouvrant les faces palmaires des mains et des doigts, gênant les mouvements, se creusant, au niveau des plis de flexion, de fissures profondes, très-douloureuses, d'où s'écoule un suintement continuel. Les malades qui sont atteints de cette redoutable complication ne peuvent se livrer à aucun travail et ils ne font les moindres mouvements des doigts qu'au prix d'atroces souffrances ; et en dehors de ces cas extrêmes et heureusement rares, on voit des malades dont le sens du toucher est fortement diminué ou aboli par les productions squameuses accumulées. Les mêmes accidents peuvent se produire aux pieds, et la marche devient alors très-pénible ou impossible.

Je n'ai jamais observé chez les adultes la transformation des papules sèches de la main ou du pied en plaques humides ou muqueuses. J'en rapporterai plus tard un cas observé chez un enfant. Chez l'adulte cette transformation ne serait possible que si une cause fortuite obligeait à maintenir les doigts fléchis assez fortement sur la main; l'humidité qui se manifesterait alors dans les plis palmaires rapprochés anormalement, amènerait une macération des plaques qui deviendraient par cela même humides ou muqueuses. Mais ces conditions de macération qui manquent aux surfaces palmaire et plantaire existent au plus haut degré dans les espaces interdigitaux des pieds où on observe si souvent des plaques muqueuses.

Dans certains cas on observe un état grangréneux de ces plaques ; cette complication est causée surtout par la saleté ou par un état général mauvais. J'ai eu l'occasion de voir un cas de ce genre dans le service de M. Gailleton : en même temps que des accidents de syphilis secondaire incontestable, on trouvait aux espaces interdigitaux des deux pieds des plaques recouvertes d'une couche gangréneuse sous forme de pulpe noirâtre à odeur caractéristique; la lésion, étendue surtout en surface, était peu profonde, et elle céda rapidement à un traitement tonique et antisyphilitique.

On peut considérer comme des complications de la syphilide papuleuse ou tuberculeuse certaines formes rares, qu'on a désignées sous le nom de syphilides ulcéro-squameuses et ulcéro-crustacées (*rupia*). Ce sont des formes tardives dans lesquelles une éruption primitivement tuberculeuse se transforme rapidement par régression du néoplasme. La syphilide ulcéro-squameuse et le rupia syphilitique sont extrêmement rares aux régions palmaire et plantaire : elles ne sont jamais isolées, et, quand elles existent, on pourra toujours les comparer à des lésions semblables existant en d'autres régions.

Pourrait-on les confondre avec un lupus ? Mais celui-ci débute toujours par le dos de la main ; il a une marche beaucoup plus envahissante que les syphilides tertiaires, qui sont habituellement circonscrites : il gagne les doigts avant d'attaquer la région palmaire ; enfin, à un degré un peu avancé, il produit une atrophie de toute la main. Tels sont, du moins, les caractères que j'ai observés chez une malade que j'ai vue pendant plusieurs mois à la consultation gratuite de l'hospice de l'Antiquaille.

2° Syphilide néoplasique vésico-bulleuse. — Elle semble constituer l'apanage de la syphilis héréditaire. Je ne crois pas qu'on ait jamais observé l'herpès syphilitique aux mains ou aux pieds. Quant au pemphigus palmaire ou plantaire dans la syphilis acquise, il est d'une rareté excessive. M. Bassereau en cite deux cas, et M. Ricord un ; mais beaucoup d'auteurs doutent de son existence.

3° Syphilide néoplasique pustuleuse. — Je ne trouve indiquées dans aucun auteur les syphilides pustuleuses, palmaires et plantaires, et cependant, bien plus encore que les syphilides psoriasiformes, elles empruntent des caractères très-particuliers aux régions dans lesquelles elles se développent. A la vérité, les syphilides néoplasiques pustuleuses sont relativement rares; et la description que je vais essayer d'en donner, bien que motivée par les faits que j'ai observés, ne pourrait avoir la prétention d'être suffisante, si M. Gailleton ne m'avait permis de la baser sur ses observations personnelles. Enfin, M. le Dr Charpy m'a communiqué plusieurs faits très-intéressants qui m'ont permis de compléter le cadre de ma description.

Je ne répéterai pas ce que j'ai dit sur la manière dont je crois pouvoir expliquer la production des syphilides pustuleuses, en me basant sur les données anatomiques. La pustule n'est qu'une transformation, un épiphénomène venant se surajouter au néoplasme primitif; elle caractérise ordinairement le milieu ou la fin de la période secondaire; mais elle est beaucoup plus précoce dans la syphilis grave. Telles sont les données fournies par la clinique, qui avait également remarqué que le plus souvent, sinon toujours, la pustule se développe à la surface d'une papule ou d'un tubercule, faisant de ce caractère un moyen de diagnostic de la pustule syphilitique.

Aux régions palmaire et plantaire, on trouve deux formes de syphilide pustuleuse observées sur le reste de la peau, à savoir : pustuleuse acnéiforme et pustuleuse ecthymateuse. A ces deux formes, j'ai cru devoir en ajouter une troisième, que je désigne sous le nom de syphilide trouée. Elles ont toutes pour caractère de se compliquer très-souvent de productions squameuses ou cornées très-abondantes, et qui sont d'autant plus exagérées que la marche du mal est plus chronique.

A. *Syphilide pustuleuse acnéiforme.* — Elle succède ordinairement à une syphilide papuleuse discrète, et coïncide avec une éruption acnéique générale, dont elle ne diffère pas d'une manière notable dans ses caractères. Au centre d'une petite papule entourée de sa collerette épidermique, on voit apparaître un point suppuré central, superficiel, et susceptible de disparaître en peu de temps; mais cet état pustuleux se complique souvent de productions cornées abondantes. Alors, on observe à la main une lésion absolument semblable à des verrues suppurées à leur partie centrale, qui est très-saillante.

Au pied, les papules cornées primitives sont plus larges; ce n'est plus une verrue, c'est un véritable durillon suppuré et souvent très douloureux.

M. Charpy a observé au mois d'avril dernier, à l'hospice de l'Antiquaille, une femme de 32 ans, atteinte de syphilide papuleuse généralisée très-intense; elle avait à la face plantaire et sur les bords des pieds cinq ou six durillons, du volume d'une petite noisette, et développés rapidement. Ces tubercules cornés s'ulcérèrent à leur centre, où il s'établit une suppuration prolongée et terminée par l'issue d'un bourbillon. Cette éruption avait déterminé, dès le début, des douleurs vives, qui obligèrent la malade à garder le lit. On ne pouvait donc attribuer à la marche les symptômes observés.

Mais que la fistule siége sur une production papulo-cornée analogue à une verrue, comme aux mains, ou à un durillon, comme aux pieds, elle est toujours saillante et ne gagne pas en profondeur; aussi ne laisse-t-elle pas après elle de cicatrice spéciale.

B. *Syphilide pustuleuse trouée.* — Celle-ci, au contraire, gagne en profondeur; elle débute par de petites papules plates, dont la saillie se fait, pour ainsi dire, vers la face profonde de la peau; ces papules se réunissent en groupes serrés, et bientôt on voit à leur centre un point purulent central déprimé, tendant à se creuser et à prendre une forme de puits. On dirait que, dans la partie envahie primitivement par le néoplasme, on a taillé à l'emporte-pièce cinq ou six pertuis régulièrement arrondis, de profondeur variable, d'un diamètre de 4 à 5 millimètres, et séparés les uns des autres par un intervalle de tissu régulièrement épaissi, couvert de squames d'épaisseur variable et à fond rouge.

C'est pour énoncer en un seul mot le caractère principal de cette forme que je lui ai donné le nom de syphilide trouée. La cicatrice qui se produit après la guérison conserve cette apparence pointillée qu'on retrouve après un temps très-long. Il s'est fait une perte de substance de toute l'épaisseur du derme au niveau du pertuis, qui est représenté sur la cicatrice par un point foncé; de là cet état pointillé persistant.

Caractéristique des périodes tardives de la syphilis, cette forme trouée a pour siéges d'élection la paume de la main et la dernière phalange des doigts; elle détermine habituellement peu de douleurs.

Dans certains cas, plusieurs groupes se réunissent et peuvent être compliqués de productions cornées épaisses; il se fait une plaque saillante en masse, pouvant occuper toute la face palmaire d'une phalange, où elle simule certaines variétés de panaris. La couche cornée qui se produit alors augmente la profondeur des pertuis, qui représentent un petit canal ayant à son fond un point purulent jaunâtre.

Les syphilides acnéiformes et trouées ont, en général, une marche chronique; les caractères qui les différencient entre elles ressortent clairement de la description que j'en ai donnée.

C. *Syphilide pustuleuse ecthymateuse.* — Elle se voit surtout dans les syphilis graves d'emblée, et elle peut avoir alors une marche aiguë. J'en ai observé un exemple frappant sur un de mes amis atteint de syphilis grave : l'éruptiou pustuleuse plantaire qu'il présentait ne différait pas notablement des pustules qui existaient aux jambes; elle gênait beaucoup la marche. Sur une large papule, on voyait apparaître rapidement une pustule saillante, bientôt remplacée par une croûte épaisse et entourée d'une collerette épidermique.

La syphilide ecthymateuse est habituellement discrète; on trouve une ou deux pustules aux mains ou aux pieds; en raison de sa marche rapide, elle se complique rarement de squames assez épaisses pour modifier ses caractères.

4° Syphilide néoplasique ulcéreuse. — Chez l'adulte, elle est caractérisée par l'ulcération de productions gommeuses.

Dans le seul exemple, que j'aie observé chez une femme de 58 ans, ayant la syphilis depuis dix ans, il existait une série de gommes ulcérées ou en voie de cicatrisation au bord radial de l'avant-bras et à la face palmaire du pouce, aux limites de la paume de la main. La lésion ne présentait aucun caractère spécial. La malade portait à l'autre bras des cicatrices provenant de gommes anciennes.

Inutile de rappeler que dans la syphilis acquise les gommes ne se rencontrent que dans la période ultime de la maladie.

J'ai indiqué à propos de chaque syphilide la période de la maladie générale qu'elle caractérisait. Je terminerai cette seconde partie de mon travail par quelques considérations générales sur le traitement des syphilides palmaires et plantaires.

Il faut tout d'abord considérer deux circonstances différentes suivant lesquelles varient les indications du traitement général : ou bien les syphilides palmaires et plantaires coïncident avec des éruptions généralisées de même période, et alors le traitement interne ne saurait différer pour les unes et pour les autres ; ou bien les syphilides palmaires et plantaires s'observent isolément. D'une manière générale, le traitement interne seul guérit rarement les syphilides qui nous occupent. Le plus souvent elles se compliquent de productions squameuses ou cornées qui ne seraient modifiées qu'au bout d'un temps très-long par le mercure ou l'iodure de potassium. Pourquoi dès lors s'acharnerait-on, par des moyens internes souvent préjudiciables aux malades, contre des lésions limitées que les moyens externes guérissent plus sûrement? Aussi je n'hésite pas à affirmer que, dès qu'une syphilide palmaire ou plantaire néoplasique est constituée, c'est aux moyens locaux qu'on doit recourir contre elle spécialement.

Ces moyens devront varier d'énergie suivant les formes.

Les pommades à bases de sels mercureux ou mercuriques, sont les topiques les plus employés.

Le calomel à la dose de 4 à 6 grammes pour 30 grammes d'axonge ;

Le protoiodure de mercure à la dose de 1 à 4 grammes;

L'iodure de chlorure mercureux à la dose de 1 demi à 1 gramme ;

Les pommades au soufre, au goudron ;

Les lotions avec des solutions variables de sublimé ;

Les bains locaux prolongés dans une solution de sulfure de potasse ;

Enfin les cataplasmes émollients au début, quand les douleurs sont vives :

Tels sont les moyens principaux auxquels on aura recours, en les modifiant suivant les mille variétés que présente la clinique.

Il n'entre pas dans mon sujet de toucher aux grandes discussions que soulève la thérapeutique générale de la syphilis, je me borne à ces quelques indications.

CHAPITRE III.

Syphilides palmaires et plantaires dans la syphilis héréditaire.

Afin d'établir une classification générale, j'ai effectué entre les manifestations de la syphilis acquise et de la syphilis héréditaire un rapprochement que justifie amplement l'identité de cause; mais j'ai étudié séparément les syphilides de ces deux formes cliniques si différentes. La maladie héréditaire affecte, surtout aux régions palmaire et plantaire, certains caractères tranchés, certaines nuances constantes plus faciles à constater qu'à expliquer. En effet, tandis que souvent, dès le début, les nouveau-nés syphilitiques présentent en différentes régions des éruptions pustuleuses profondes, des gommes ulcérées, on ne rencontre aux mains et aux pieds que des lésions très-superficielles. En vain j'ai cherché à me rendre compte de ces différences, je n'ai trouvé aucune raison plausible.

Les études histologiques que je résumerai plus loin prouveront qu'au fond, les lésions observées sont identiques avec celles de la maladie acquise, et ainsi se trouvera justifiée la classification générale; mais les formes cliniques sont assez tranchées pour que je me croie autorisé à désigner sous un nom générique spécial la plupart de ces syphilides. La dénomination d'érythème que j'ai proposée, est purement conventionnelle et doit être expliquée : en l'adoptant, à défaut d'autre, j'ai voulu rappeler ce caractère général de toutes ces syphilides palmaires et plantaires, d'être très-étendues en surface; on ne rencontre jamais aux régions qui nous occupent ces éruptions très-circonscrites qui, dans d'autres régions, forment des papules ou des tubercules. Ici la lésion primordiale est la même; mais qu'elle soit hyperémique ou néoplasique, elle est toujours diffusée en nappe. Les désinences spécifiques : simple, squameux, ulcéreux, bulleux, que j'ajoute au terme générique érythème, distinguent certaines formes cliniques et anatomiques importantes.

En résumé, les syphilides hyperémiques sont représentées dans la syphilis héréditaire par l'érythème simple;

Les syphilides néoplasiques, par les érythèmes squameux, bulleux et ulcéreux, qui représentent les syphilides néoplasiques simples, vésico-bulleuse et ulcéreuse.

Le pemphigus paraît devoir être rapproché de l'érythème bulleux, pour les raisons que j'énumérerai en traitant cette question.

Ainsi se trouveront groupées toutes les syphilides palmaires et plantaires de la maladie héréditaire. Je vais d'abord les étudier séparément au point de vue de leurs symptômes et de leurs lésions; puis, réunissant les renseignements fournis par cet examen de détail et par l'étude des observations citées à l'appui des déscriptions et des assertions, je présenterai quelques considérations générales sur l'étiologie, le moment d'apparition, le diagnostic, le pronostic et le traitement de la syphilis héréditaire.

Sur la plupart de ces questions, je n'ai pu que confirmer ou compléter les opinions émises par MM. Trousseau et Lasègue en 1847, dans un article remarquable publié dans les *Archives de médecine*, et par M. Henri Roger dont les études sont résumées dans un mémoire reproduit en 1865, par l'*Union médicale*. Lorsque j'ai été obligé de me séparer de ces éminents cliniciens, je me suis retranché derrière l'enseignement de mon maître M. Gailleton, dont l'autorité en pareille matière ne saurait être contestée.

En dehors des travaux des auteurs que je viens de citer on trouve peu d'indications des syphilides palmaire et plantaire, autres que le pemphigus, dans les ouvrages récents. M. Caillault cite l'opinion de MM. Trousseau et Lasègue sur le faux psoriasis : pour lui cette éruption ne saurait caractériser la syphilis et serait due à la cachexie; j'aurai à revenir sur les assertions de cet auteur quand je traiterai la question de diagnostic.

M. Diday, dont l'ouvrage est postérieur de plusieurs années à la publication du Mémoire des *Archives*, ne cite pas l'opinion de ses auteurs sur ce sujet.

M. Bouchut indique en quelques lignes les desquamations du visage et des extrémités, mais il ne les décrit nullement.

Trousseau revient dans ses cliniques sur les syphilides palmaire et plantaire qu'il appelle faux psoriasis.

Pour M. Rollet les érythèmes palmaire et plantaire doivent être surtout rapportés à la cachexie et à la cyanose.

Telles sont, tracées à grands traits, les indications historiques qui nous sont fournies sur ce sujet spécial.

I° ÉRYTHÈME SIMPLE. — (*Syphilide hyperémique*).

Cette syphilide correspond à la roséole de la syphilis acquise. Tous les auteurs, et en particulier MM. Trousseau et Lasègue, décrivent la roséole dans la syphilis héréditaire et la comparent à l'éruption rubéolique. Dans aucun des faits observés dans le service de M. Gailleton on n'a noté une roséole ainsi caractérisée ; mais ce qui a été noté assez fréquemment, c'est la présence d'un érythème diffus, occupant les points de la peau où doivent se manifester bientôt après des éruptions néoplasiques. Dans plusieurs des observations que je cite plus loin, et dans des cas où les enfants ont été observés jour par jour, on trouve l'érythème simple se produisant comme le prélude des autres érythèmes. En général, il apparaît alors en plusieurs points en même temps. Il est constitué par des plaques tantôt de la largeur d'une pièce de 5 francs, tantôt occupant comme une nappe un membre ou un segment de membre : sa couleur est celle du rose vif ou clair; pas de squame, pas d'épaississement.

Son siége d'élection est la paume de la main, le cou qu'il embrasse comme le ferait un collier, et surtout les fesses la face postérieure des cuisses et des jambes et la face plantaire ; quelquefois il est surtout prononcé aux régions malléolaire et péri-anale. Dans tous les cas, d'ailleurs, il précède l'érythème squameux.

Anatomiquement, c'est une simple hyperémie artérielle sans lésion nutritive.

Au point de vue pathogénique, il est la première manifestation de l'élimination du virus qui provoque d'abord simplement une suractivité artérielle sans gêne à la circulation veineuse ; d'où la teinte rose de l'érythème.

Dans certains cas on peut observer autour de grandes surfaces érythémateuses quelques plaques plus petites, mais je n'ai jamais vu, je le répète, d'éruptive roséolique analogue à celle qu'on trouve si souvent sur le tronc des adultes.

II. Érythème squameux. — (*Syphilide néoplasique simple diffuse*).

La description clinique de cet érythème a été très-bien faite par MM. Trousseau et Lasègue, surtout en ce qui conserne les régions palmaire et plantaire ; mais il m'a semblé que ces auteurs n'ont donné qu'une étude trop vague et incomplète des érythèmes de même nature qui siégent en êmme temps en d'autres points de la peau. Or l'étude simultanée de toutes les éruptions est d'une grande importauce ; leur valeur séméiotique est ainsi singulièrement accrue, ainsi que j'espère le démontrer par de nombreuses observations et par les détails qui vont suivre.

Cet érythème est vraiment squameux et non pas desquamatif, car la peau ne se desquame pas, comme on le voit dans la rougeole ou l'érypèle, mais elle se squame comme dans le psoriasis où l'irritation du corps muqueux active la formation des couches cornées.

L'érythème squameux succède souvent à l'érythème simple.

Comme celui-ci, il siége de préférence aux régions palmaire et plantaire. Aux mains, il débute dans les plis naturels et sur l'éminence thénar ; de là, il envahit toute la région ; il occupe encore la pulpe des dernières phalanges et entoure l'ongle qui est lui-même modifié : aux pieds il commence aux talons ou aux malléoles, de là il s'étend à toute la face plantaire des pieds et des orteils.

En dehord de ces points, on le trouve fréquemment à la région péri-anale, sur toutes les fesses et la partie postérieure des cuisses et des jambes : au cou et au menton où il forme un vériable collier ou un bandeau, représentant les points comprimés par les attaches du bonnet. La encore, il débute souvent dans le sillon mento-labial, et dans les divers plis de flexion de la région sous-maxillaire.

Des membres inférieurs, il s'étend quelquefois à toute la région lombaire, mais il reste toujours limité aux faces postérieures, jamais il ne gagne les flancs. Quand on regarde un enfant qui en est atteint et tenu debout, l'érythème vu en masse présente la forme d'un fer à cheval dont les deux branches seraient formées par les membres inférieurs et la partie arrondie par la limite de l'éruption à la région lombaire.

MM. Trousseau et Lasègue ont eu seulement en vue dans

leur description, d'ailleurs très-exacte, l'érythème squameux des pieds et des mains : celle que je donne s'applique à l'éruption de toutes les parties où on l'observe. Cet érythème a trois caractères essentiels : sa couleur, sa squame, et l'épaississement de la peau sous-jacente.

La couleur est habituellement rouge-cuivre, le rouge des papules syphilitiques : elle ne s'efface que partiellement à la pression; elle se dégrade progressivement et devient blanc rosé quand l'éruption tend à la guérison. Cela s'observe surtout très-bien aux cuisses.

Le caractère squameux se révèle ainsi : au début, une squame blanche, épaisse et sèche, cache et recouvre toute la plaque érythémateuse : cette squame, soulevée tout d'un bloc en commençant par le centre, cède en quelques jours et laisse à nu et entourée d'une collerette épidermique la surface rouge, absolument sèche qui, vue à contre-jour, est comme vernissée et à éclat métallique. Tantôt, et c'est le cas le plus fréquent pour les pieds et les mains, une fois la première squame tombée, il ne s'en reforme plus que lentement et il reste une surface lisse; tantôt, et c'est ce qu'on voit surtout aux fesses, aux cuisses et aux jambes, il se produit constamment de nouvelles squames ou squamules : l'éruption ressemble alors à un eczéma à la période de desquamation ou à un pityriasis rubra. Mais jamais ces plaques ne sont sécrétantes ou même suintantes : jamais le linge n'est mouillé. Ce fait est de la plus haute importance.

Enfin, dernier caractère, la peau est épaissie : elle est toujours striée et ridée dans le sens transversal; au toucher, elle est épaisse et rugueuse et donne la sensation d'un eczéma lichénoïde. Aux pieds, où ce caractère est le plus marqué, il semble que l'érythème fasse une sandale au malade. Cet épaississement et ces rides font que les surfaces malades sont en relief léger relativement à la peau saine qui les environne.

Les ongles, entourés d'un cercle érythémateux, sont striés plus ou moins fortement dans le sens de leur longueur, et prennent un aspect flétri.

Ces érythèmes, même quand ils sont très-étendus, ne sont ni douloureux, ni prurigineux : les enfants ne paraissent pas en souffrir.

Ils peuvent présenter tous les degrés de développement et d'extension, depuis les petites surfaces qu'on observe quelquefois seulement aux régions thénars et aux extrémités des doigts et qui, même alors, sont caractéristiques, jusqu'à l'envahissement de toutes les régions indiquées.

Aux pieds, on observe souvent un caractère spécial : toute la peau plantaire est soulevée, comme infiltrée, et présente, avec des squamules fines, une coloration jaunâtre sur laquelle je reviendrai.

Ainsi que je l'ai déjà dit, ces éruptions sont toujours diffuses, et, nulle part, elle n'ont de tendance à se circonscrire en petites plaques rappelant les papules des adultes. De plus, elles ne sont point fugaces, mais elles persistent souvent à différents degrés pendant plusieurs semaines. Ces érythèmes doivent être nettement distingués de ces éruptions que les auteurs rapportent à la cachexie : les plus beaux types d'érythème squameux palmaire et plantaire, ou étendu à d'autres régions, je les ai observés chez des enfants forts et vigoureux, ne paraissant pas beaucoup souffrir de la syphilis. (Voir observations.)

En général, les érythèmes squameux coïncident avec d'autres éruptions papuleuses (papules sèches ou humides) ou pustuleuses (acné, ecthyma, abcès furonculeux).

Suivant la judicieuse remarque de MM. Trousseau et Lasègue, aux pieds on ne confondra pas cet érythème avec la lésion particulière décrite par Doublet sous le nom d'ulcère du talon, et qu'on observe en même temps que certains érythèmes des fesses et des cuisses chez les enfants atteints de diarrhée lientérique.

Les autopsies d'enfants atteints d'érythème squameux sont assez fréquentes. Celles d'adultes atteints de syphilide papulo-squameuse sont exceptionnelles; aussi ai-je pu, de concert avec M. Charpy, faire une étude histologique plus complète des syphilides de la maladie héréditaire que de celles de la maladie acquise. Dans l'érythème squameux on trouve, d'une manière très-nette, les lésions que j'ai indiquées comme caractérisant la néoplasie simple de la syphilis, la diffusion et les modifications rapides étant expliquées par la nutrition rapide de tous les tissus chez les nouveau-nés.

Toutes les parties de la peau sont modifiées par un travail d'irritation chronique. L'épiderme est plus épais, la couche de Malpighi est agrandie dans sa zone horizontale, devenue plus épaisse, et dans ses espaces interpapillaires, devenus plus profonds : dans toutes ces parties les cellules épithéliales sont jeunes, leurs noyaux et leurs dentelures sont très-apparentes. Au-dessus du corps muqueux, la squame, composée de cellules aplaties, à noyaux peu ou pas marqués, et distribuées en lames superposées. Entre cette squame et le corps muqueux, existent des amas de cellules épithéliales, les unes conservées, les autres granuleuses, les autres réduites à leur noyau et fondues en un détritus commun, les autres cornées et soudées pour former des globes épidermiques. C'est cette couche de cellules irrégulières, fragmentées, qui soulève la squame d'une seule pièce et en provoque la chute; c'est elle qui forme les squamules et les poussières des surfaces dénudées de l'érythème.

Le derme subit un travail analogue : hyperémie vasculaire, afflux à la surface des papilles de cellules jeunes qui viennent là, sans doute, alimenter la néoplasie du corps muqueux en se transformant en cellules épithéliales. Enfin on constate, entre les faisceaux conjonctifs, l'apparition de grandes cellules plus volumineuses et plus nombreuses : indice d'un certain degré de sclérose profonde.

Cette double hyperplasie conjonctive et épithéliale est très-manifeste dans les glandes de la partie érythémateuse.

Les ongles sont plus atteints encore : la couche épithéliale du lit unguéal augmente de volume, sécrète des couches cornées irrégulières et fait perdre ainsi aux ongles leur transparence et leur poli.

Toutes ces lésions, squame et sclérose, sont légères et susceptibles de disparaître sans avoir définitivement altéré la peau et, par conséquent, sans laisser de cicatrice (1).

Ainsi, à ce second degré de l'érythème, le virus syphilitique, s'éliminant sans doute plus activement, produit, dans les tissus qu'il traverse, le derme et l'épiderme, une irritation nutritive qui a pour effets la sclérose et la squame. La couleur rouge-cuivre est due à ce que l'hyperémie artérielle se complique de stase veineuse, la circulation en retour étant plus ou moins troublée par la lésion du derme : et c'est de la combinaison définie de ces deux hyperémies, rouge et noire, que résulte la couleur caractéristique. La squame, c'est la couche cornée soulevée et éliminée par

(1) Ces lésions que j'indique peuvent être considérées comme caractéristiques du type de l'érythème très-développé; mais, dans certains cas, on observe des degrés variables dans leur intensité. Aux pieds, par exemple, on trouve parfois que la peau des orteils présente l'altération type, tandis que, dans d'autres points, l'hypergénèse cellulaire du derme est beaucoup moins marquée, l'hyperémie vasculaire domine. Il serait peut-être préférable de supprimer dans la description le nom de sclérose; on ne l'observe pas ici dans toute son évolution, et il y a bien plus souvent une tuméfaction inflammatoire du derme qu'une altération franchement sclérosique. Cette modification du derme présente les degrés suivants : congestion vasculaire, gonflement des cellules et des faisceaux conjonctifs, et enfin néoplasie cellulaire; de plus, elle peut se terminer rapidement par la résolution. En un un mot, il n'y a de la sclérose que les premiers degrés ; cet état ne va jamais jusqu'à la rétraction cicatricielle.

d'autres couches plus petites qui seront les squamules : ce sont ces mêmes couches épithéliales plus ou moins tassées, plus ou moins cornées, qui, lentement sécrétées par le corps muqueux, donnent aux plaques érythémateuses leur aspect luisant et vernissé. Ces rides, que décèle la vue, cet épaississement que perçoit le toucher, c'est le fait de la lésion lente qui envahit le derme.

Nosologiquement, cette maladie a la plus grande affinité avec certaines formes de psoriasis lent qui sont constituées par des plaques; mais elle n'a aucune analogie avec le psoriasis de la syphilis acquise, qui est constitué par des papules distinctes, groupées en cercle, à élargissement successif...

Ainsi que j'ai l'ai déjà dit, je n'étudie, en ce moment, que la symptomatologie et l'histologie des érythèmes, séparant les questions du diagnostic et du pronostic pour un chapitre spécial.

OBSERVATIONS

Je vais donner en résumé celles de mes observations qui se rapportent à l'érythème squameux. La description qui précède étant faite d'après ces observations, je signalerai seulement l'existence de l'érythème et son degré, sans entrer dans des détails qui ne seraient qu'une répétition continuelle.

1re SÉRIE. — Observations communiquées par MM. Gailleton et Charpy.

OBS. I. — Enfant Gro..., âgé de 7 mois, observé à l'Antiquaille en 1870. Début des accidents il y a trois mois (?). Les premiers symptômes observés par la mère ont été des plaques rouges aux fesses et au menton. Au moment de l'examen on note : large érythème squameux aux fesses et aux cuisses. Coryza très-intense. Voix enrouée.

Pas de plaques opalines sur la muqueuse buccale. Erythème squameux très-prononcé des surfaces palmaire et plantaire.

La mère, âgée de 39 ans, a une syphilis secondaire.

L'enfant est vigoureux : il a quelquefois la diarrhée. Il est allaité par sa mère. Il sort le 30 avril 1870 en voie de guérison : les accidents ont disparu ; l'état général est très-bon.

Obs. II. — Enfant Cour..., né le 26 février 1870. Observé le 2 avril. Les accidents ont débuté par une éruption papuleuse sur les cuisses et à la région ano-génitale, huit jours après la naissance.

Au moment de l'examen : coryza, plaques muqueuses des cuisses et de l'anus, érythème squameux des mains et des pieds. Etat cachectique. Mort le 16 avril. A l'autopsie : foie normal, congestion pulmonaire.

La mère, âgée de 27 ans, mariée depuis cinq ans, n'a pas eu d'autre grossesse; la syphilis paraît avoir débuté chez elle à la fin de la grossesse : elle a eu à ce moment de l'œdème à la vulve et une éruption papuleuse sur le ventre.

Obs. III. — Enfant Ben..., fille, née le 28 février 1870. Entrée dans le service le 28 mai. Les accidents ont débuté à six semaines par de l'érythème des cuisses, des mains et des pieds. Aux pieds l'éruption aurait débuté, au dire de la mère, par des bulles purulentes auxquelles l'érythème squameux aurait succédé. Depuis huit jours diarrhée et dépérissement rapide.

Actuellement : plaques muqueuses à l'anus ; éruption papuleuse cuivrée sur les fesses et les jambes. Erythème squameux intense des mains et des pieds. Etat cachectique. Peau sèche et rugueuse. Aspect vieillot du visage. Diarrhée et vomissements persistants. Morte le lendemain de son entrée. Autopsie négative.

La mère est âgée de 30 ans : elle avait déjà eu deux enfants très-bien portants, lorsque il y a quatre ans elle prit un nourrisson qui lui communiqua la syphilis. Elle est entrée à deux reprises dans le service de M. Gailleton ; d'abord, au moment où elle avait un chancre induré au sein, puis pendant les accidents secondaires ; après six mois de traitement régulier, tous les accidents avaient disparu. Depuis elle a eu quelques poussées successives peu intenses.

Il y a quinze mois elle accouche à terme d'un enfant mort.

Pendant la dernière grossesse, qui s'est terminée par la naissance de l'enfant actuel, elle a fait un traitement ioduré. Son mari n'a pas contracté la syphilis.

Obs. IV. — Louise B..., entrée le 2 juillet 1870, âgée de 2 mois. Morte le lendemain de son entrée.

Début quinze jours après la naissance par une éruption papuleuse aux fesses et aux cuisses ; quelques jours après, érythème squameux des pieds et des mains. Ces lésions persistent. L'enfant est très-cachectique.

Obs. V. — Enfant Bourg..., né le 21 avril 1871. Entré le 20 juin. Début un mois après la naissance, par du coryza et une éruption papuleuse sèche et humide, qui persiste en même temps que le coryza et un érythème squameux des mains et des pieds. La marche ultérieure de la maladie n'est pas notée.

La mère a eu avant cet enfant trois grossesses. Dans la première il y a eu avortement à six mois. Dans les deux autres les enfants sont morts peu de jours après leur naissance.

Obs. VI. — Femme Cor..., primipare, âgée de 27 ans. Accouchée il y a quinze mois d'un enfant sain et actuellement très-bien portant. Il y a trois mois elle prend dans un bureau un nourrisson âgé de quinze jours et dont la mère venait de mourir. Au bout de huit jours, cet enfant a eu des boutons aux fesses et aux cuisses, en même temps la nourrice affirme que ses pieds et ses mains ont *plumé*. Au moment de son entrée on constate sur le nourrisson une éruption de plaques muqueuses et des traces d'érythème squameux des mains et des pieds ; il est très-cachectique et meurt le lendemain. La nourrice porte un vaste chancre induré du sein droit et une adénite axillaire considérable du même côté.

Obs. VII. — Enfant Arv..., un mois, entré le 25 septembre 1871. Début inconnu. Actuellement : coryza, aphonie, plaques muqueuses de la bouche. Plaques rouges ulcérées sur les fesses. Erythème squameux des pieds et des mains.

Obs. VIII. — Enfant P..., âgé de vingt et un jours, entré le 30 septembre 1871. Début des accidents huit jours après la naissance.

Actuellement éruption papuleuse, rouge-cuivre aux cuisses et à la région ano-génitale. A la bouche, pas de plaques muqueuses. Erythème squameux des pieds et du talon remontant sur la face postérieure de la jambe, très-marqué aux mains.

Enfant assez vigoureux, allaité par sa mère, sorti en bon état après un traitement d'un mois. Six mois après, l'enfant a été revu très-bien

portant et sans accident. Bien que la syphilis congénitale ne fût pas douteuse, on n'a trouvé chez la mère aucune trace de syphilis.

Cet enfant a présenté aux pieds et au talon deux ou trois bulles apparaissant au milieu de son érythème. Mais la forme squameuse ayant prédominé, j'ai rapporté ici son observation.

Dans les observations suivantes, je ne trouve aucune indication de syphilides palmaire ou plantaire, ni d'érythème squameux d'autres régions.

OBS. IX. — Enfant Broch..., âgé de trois mois. Entré le 1er juillet 1870. Syphilide papuleuse sèche et humide. Date du début indéterminée. Rien aux pieds ni aux mains. Etat général assez bon. Sort le 10 juillet.

La mère a contracté la syphilis il y a quinze mois.

OBS. X. — Enfant Kue..., âgé de un mois, entré le 4 mai 1870. On ne possède aucun renseignement. Il a un coryza ulcéreux, une syphilide papuleuse cuivrée sur les membres, humide à la région ano-génitale. Rien aux mains ni aux pieds. Etat cachectique. Mort le 23 mai.

OBS. XI. — Enfant Lois..., âgé de trois mois. Entré le 24 mai 1870, né à terme. Début au quarantième jour par des papules sur les cuisses et les fesses, puis du coryza, de l'aphonie. Plaques muqueuses de la bouche. Rien aux pieds ni aux mains. Etat cachectique. La mère n'a pas de trace de syphilis en ce moment : elle a eu un avortement à sept mois d'un fœtus mort.

OBS. XII. — Enfant Pira..., âgé de deux mois, entré le 10 mai 1872. Début il y a huit jours. Coryza. Plaques muqueuses aux organes génitaux, laryngite. Rien aux mains ni aux pieds. La mère est en pleine éruption secondaire.

Les deux autres observations qui suivent m'ont été communiquées par M. Charpy, elles n'ont d'intérêt qu'au point de vue anatomo-pathologique, et elles montrent la coïncidence d'érythèmes squameux avec des lésions viscérales graves.

Obs. XIII. — Enfant de deux mois, mort de marasme et atteint de syphilis congénitale indéniable.

Autopsie : on constate très-nettement l'érythème squameux palmaire et plantaire, en même temps que des ulcérations superficielles des fesses et des bourses. Les mains sont fortement déviées vers le bord cubital.

Les poumons et les reins ne présentent rien de particulier, mais le foie est parsemé de gommes de volume variable.

Le thymus et le cerveau sont normaux.

Obs. XIV. — Nécropsie d'un enfant âgé de trois mois et demi, atteint de syphilis congénitale et mort dans le service de M. Gailleton. Erythème squameux palmaire et plantaire ; érythème ulcéreux des fesses. Déviation prononcée des mains. Au foie, on trouve plusieurs taches jaunes dues à une infiltration graisseuse.

Mais le fait intéressant dans cette autopsie est une hémorrhagie rénale. Les deux reins, le droit surtout, sont gorgés de sang noir qui forme des amas sur certains points ; ces organes ont à la coupe l'aspect d'une truffe. Après avoir fait dégorger les reins, on peut constater : sous la capsule de nombreux foyers hémorrhagiques, réunis en certains points sous formes de plaques qui s'enfoncent de plusieurs millimètres dans la substance corticale. En un point, on trouve un foyer d'apparence granité et ayant le volume d'un pois. Les pyramides présentent également quelques taches hémorrhagiques. Le cerveau de cet enfant présentait une hydrocéphalie ventriculaire considérable. Les os du crâne étaient incomplètement ossifiés.

2e série. - Observations recueillies par l'auteur, dans le service de M. Gailleton.

Obs. XV. — Enfant Farg..., garçon né le 3 octobre 1872. De volume et de constitution moyens. Pendant le premier mois il a eu un léger coryza qui ne paraît pas devoir être rapporté à la syphilis.

Le 30 octobre, l'enfant est très-bien portant ; il se développe régulièrement mais il présente aux mains et aux pieds un érythème d'abord simple, mais qui ne tarde pas à devenir squameux d'abord aux éminences thénar et aux extrémités des doigts.

Traitement par la liqueur de Van Swieten. L'enfant est allaité par sa mère, qui lui prodigue les plus grands soins.

En novembre 1873, l'enfant était très-bien portant, il n'avait aucune trace de syphilis.

Les parents de cet enfant sont traités depuis dix ans par M. Gailleton, qui a suivi toute l'évolution de la maladie dans la famille.

Le père a eu, dix-huit mois avant son mariage, une syphilis très-grave ; il n'a jamais fait son traitement régulièrement : en ce moment il a des accidents tertiaires.

La mère, infectée par son mari, a eu un chancre induré il y a huit ans, deux mois après le mariage.

1re grossesse. Avortement à six mois. Garçon.

2e grossesse. Fille née à terme, morte à onze jours d'une hémorrhagie ombilicale.

3e grossesse. Avortement à six mois.

4e grossesse. Fille née le 20 janvier 1870, paraissant assez bien constituée : au septième jour elle présente une bulle au talon ; elle meurt de convulsions le huitième jour.

Pendant la 5e grossesse, qui s'est terminée par la naissance de l'enfant actuel, la mère a fait un traitement qui a consisté en liqueur de Van Swieten et en frictions mercurielles : celles-ci ont rapidement déterminé une éruption vésiculeuse.

La syphilis de la mère a été beaucoup moins grave que celle du père et aussi elle a été traitée d'une manière plus régulière.

Obs. XVI. — Frédéric Marc..., né le 16 juillet à la Maternité. Entré à l'Antiquaille le 9 octobre 1872.

Pendant les premiers mois, cet enfant a été nourri par sa mère qui l'a fait admettre le 12 août à la crèche de l'hôpital de la Charité. A la fin d'août, début des accidents par du coryza et de l'érythème, qui apparut d'abord à la pulpe des doigts ; puis de nouvelles éruptions se produisirent aux fesses, à la région ano-génitale et aux pieds : l'enfant dépérit et arrive progressivement à l'état où on l'observe le 9 octobre.

Les mains présentent à un haut degre l'érythème squameux dont le fonds est jaunâtre. Les poignets sont fortement déviés.

Aux pieds, la face plantaire semble recouverte d'une couche épaisse de vernis ; la peau est fortement épaissie, mais elle a cette couleur jaune qu'on observe surtout à la période ultime ; les squames sont restées adhérentes au derme. Sur les bords externe et interne des pieds on trouve quelques papules cuivre isolées.

Coryza séro-sanguinolent ; plaques muqueuses de la bouche. Au tronc, la peau présente cette coloration bistrée sur laquelle Trousseau et Lasègue ont appelé l'attention.

A la région ano-génitale, plaques muqueuses abondantes. Etat cachectique très-avancé : l'enfant ne paraît pas avoir grossi depuis la naissance.

Aux plis inguinaux on trouve quelques petits ganglions à peine sensibles : aucune adénite cervicale.

La nourrice qui a allaité cet enfant pendant quelques jours présente un petit chancre induré au sein, avec une adénite axillaire considérable.

L'enfant meurt dans la nuit du 10 au 11 octobre.

A l'autopsie, on ne trouve plus aux mains ni aux pieds la coloration jaunâtre signalée pendant la vie ; mais l'état vernissé et l'épaississement de la peau sont tout aussi apparents. Les poumons, les reins et la rate sont normaux. Le foie présente une forme très-remarquable d'altération gommeuse : au bord antérieur, le tissu hépatique est transformé sur une étendue de plusieurs centimètres en un tissu grisâtre, lardacé, dense, sans trace de ramollissement central. Au centre du foie, on trouve 10 ou 12 noyaux de substance semblable et dont le volume varie entre celui d'une grosse noisette et celui d'un pois.

Obs. XVII. — Félicie Despl..., née le 26 juillet et observée le 5 octobre 1872. Naissance à terme. Début des accidents vers le vingt-cinquième jour par du coryza et une éruption papuleuse aux fesses et l'anus. Aux pieds il semble y avoir eu au début une éruption bulleuse ou pustuleuse. Actuellement érythème squameux plantaire très-prononcé, surtout vers les malléoles et aux gros orteils. Aux mains, l'érythème est plus prononcé également aux pulpes digitales et aux régions thénar ; les ongles sont fortement rayés verticalement.

Aux fesses, à la partié inférieure des lombes et à la partie postérieure des cuisses et aux jambes, érythème diffus squameux, en fer à cheval : en quelques points on trouve des papules saillantes sur ce fond érythémateux.

Coryza séro-sanguinolent qui gêne beaucoup l'allaitement. Aucune déformation des poignets.

Etat général bon. L'enfant, qui est allaitée et soignée par sa mère, ne paraît pas être débilitée beaucoup par la syphilis.

Le 7 octobre : début d'un érythème en bandeau sous le menton.

Sortie le 20 octobre : l'éruption a diminué ; l'état général est toujours très-bon. Traitement par liqueur de Van Swieten.

La mère, mariée depuis cinq ans, a été contagionnée par son mari.

1re grossesse. Accouchement à huit mois d'un enfant qui vit cinq jours.

2e grossesse. Accouchement à huit mois. L'enfant ne vit que quelques heures.

3e grossesse. Enfant actuel venu à terme.

Obs. XVIII. — Enfant Faure..., né le 10 août. Entré dans le service le 5 septembre 1872. Naissance à terme. Au neuvième jour, éruption furonculeuse et bientôt après apparition de papules aux membres inférieurs. Au quinzième jour, début de l'érythème palmaire.

Le 5 septembre : éruption polymorphe ; papulo-squameuse et pustuleuse sur le tronc et les membres inférieurs ; érythémato-squameuse aux mains. Aux pieds il n'y a pas encore d'éruption. Etat général médiocre ; diarrhée et vomissements fréquents. Sorti quelques jours après dans le même état.

Obs. XIX. — Enfant X..., fille, âgée de quatre mois. Entrée le 2 septembre 1872. Début des accidents vers la fin du deuxième mois par une vaste plaque d'érythème d'abord simple, puis bientôt squameuse et occupant les fesses et la partie inférieure des lombes. Quelques jours après, apparition de plaques muqueuses aux lèvres ; enfin, développement successif des lésions suivantes que l'on constate le 2 septembre :

Coryza léger : plaques muqueuses végétantes aux commissures labiales. Erythème squameux en bandeau à la région sous-maxillaire. Eruption papuleuse légèrement squameuse sur les bras.

Erythème squameux type aux régions palmaire et plantaire et aux faces postérieures des lombes, des fesses et des membres inférieurs, où il représente admirablement la forme d'un fer à cheval. Ces surfaces, d'un rouge sombre, tantôt cuivre, tantôt fauve, sont couvertes de squames, mais elles ne sont pas et n'ont jamais été humides ou sécrétantes. A la face antérieure des cuisses et des jambes et sur les grandes lèvres, on trouve quelques plaques plus petites de couleur fauve.

Cette enfant est très-bien portante : elle est grosse et colorée, elle n'a ni diarrhée ni vomissements. Son état général ne semble pas être influencé par la syphilis congénitale. Elle est allaitée par sa mère. Les parents ne présentent en ce moment aucun symptôme de syphilis.

Obs. XX. — Enfant Col..., fille, six mois. Observée du 20 août au 20 octobre 1872. Née à terme. Début de la syphilis à l'âge de trois semaines. A ce moment, il y a eu une éruption probablement pustuleuse dont on retrouve les cicatrices sur les fesses et les cuisses, puis se développent successivement l'érythème squameux des mains, un coryza très-intense à certains moments et des plaques muqueuses des espaces interdigitaux des pieds.

A trois mois, les accidents atteignaient leur apogée, mais ils disparurent sous l'influence du traitement qui consista en liqueur de Van Swieten et en lotions à l'eau de Labarraque, puis récidive et début de la poussée que nous constatons le 20 août.

Erythème squameux en nappe occupant toute la fesse postérieure des cuisses et la totalité des jambes. Aux fesses, à certains points des cuisses et à la vulve, on trouve de plus des papules humides et légèrement ulcérées.

Aux pieds les squames sont petites et très-minces, mais la peau est très-épaissie et rouge : aux mains la lésion est également très-prononcée, surtout au pourtour des ongles qui sont rayés. Au menton et surtout dans le sillon mento-labial, éruption pustuleuse paraissant avoir succèdé à un érythème modifié par la présence de la salive qui baigne cette région. Aux régions sous-maxillaire et sus-hydoïdienne, on trouve des traces d'un érythème sur lequel se sont développées des papules saillantes. Plaques muqueuses aux lèvres. Adénite légère aux aines, nulle au cou.

Etat général satisfaisant et développement à peu près normal : cependant depuis quelques jours il y a un peu de diarrhée.

Le traitement consiste pour l'enfant en liqueur de Van Swieten, tandis qu'on prescrit de l'iodure de potassium à la mère.

Aux dates du 13 et du 27 septembre, du 4 et du 20 octobre, on note la diminution progressive et la disparition de toutes les éruptions. Déjà le 4 octobre l'enfant ne présentait plus que quelques ulcérations superficielles des fesses : l'état général était très-bon.

Obs. XXI et Obs. XXII. — Je réunis les observations de deux sœurs qui ont été vues en même temps, l'une à la consultation gratuite, l'autre dans le service, et qui ont présenté toutes deux les mêmes accidents. Les parents se sont mariés il y a six ans ; à ce moment le père avait une syphilide palmaire. Pendant deux ans il n'y eut pas de fécondation. La mère resta indemne : il y a quatre ans elle fit une fausse couche, et peu de temps après elle eut des accidents secondaires.

L'une des enfants est née en mai 1871 : à l'âge de trois semaines elle eut des plaques muqueuses de la vulve et de l'anus et bientôt après un érythème squameux palmaire et plantaire ; elle est dans le service où on la traite de plaques muqueuses rebelles des lèvres et du gosier ; son état général est satisfaisant.

La seconde est née à terme le 6 août 1872. Elle a présenté les premiers accidents à l'âge de six semaines. En ce moment, le 20 septembre, elle a une syphilide papuleuse des cuisses et de la vulve et un érythème squameux très-prononcé plantaire et palmaire. Les ganglions inguinaux sont légèrement engorgés. L'état général est assez bon.

Cette enfant est nourrie par sa mère, qui ne présente en ce moment aucun accident syphilitique.

L'histoire de ces deux enfants Taillard... est, comme on le voit, intéressante à plusieurs points de vue.

Obs. XXIII. — Enfant Mag... Garçon, né à la Maternité le 8 aoû 1872. Début le 20 août par une éruption papuleuse qui devient confluente en certains points. Le 5 septembre, à l'entrée dans le service, on constate : syphilide papulo-squameuse aux cuisses et à l'abdomen. A la face antérieure du sternum on trouve un abcès du volume d'un œuf de pigeon et à la cuisse gauche un tubercule profond qui paraît être la trace d'un abcès, semblable à celui du thorax. Aux fesses et à la région ano-génitale : érythème rouge vif avec quelques ulcérations superficielles et non saillantes. Au talon, une rougeur vive, entourée d'un liséré épidermique; aux mains, érythème légèrement squameux, mais avec épaississement prononcé de la peau, surtout aux éminences thénar et à la pulpe des doigts.

L'enfant est allaité au biberon : il est maigre, cachectique. Cet état va s'aggravant et se termine par la mort le 20 septembre. Pendant les derniers jours, les érythèmes avaient pâli, et on ne trouvait plus que quelques squames fines.

Obs. XXIV. — Enfant Déli..., fille, née le 20 août 1873 à l'hospice de l'Antiquaille, où la mère était entrée pour une uréthro-vaginite. Elle disait avoir eu autrefois la syphilis, mais elle n'en présentait aucune trace.

Au moment de la naissance, l'enfant pesait 3,000 grammes et ne présentait rien d'anormal.

Le 5 septembre : apparition sur les fesses d'un érythème qui, léger au début, s'accentue de plus en plus, et prend au bout de quelques jours une teinte rouge foncé, fauve, en même temps que ses bords s'entourent d'un liséré épidermique.

Le 14 septembre : on note un érythème squameux des pieds et des mains. Sur ces indications symptomatiques et en dehors de tout autre signe, M. Gailleton porte le diagnostic syphilis congénitale.

Quelques jours plus tard, on trouve sur la mère deux petites plaques muqueuses végétantes des commissures labiales. On institue immédiatement un traitement pour la mère et pour l'enfant.

28 octobre. L'enfant avait encore des traces de son érythème, surtout aux pieds, mais il ne s'était produit aucun autre symptôme ; l'état général était très-bon. Ls mère allaitait et soignait très-attentivement son enfant : elle avait encore de temps en temps quelques plaques muqueuses à la bouche.

Obs. XXV. — Enfant X..., né le 15 juin 1873, mort le 15 septembre. Au moment de la naissance qui a eu lieu à terme, la sage femme ne constatant absolument rien chez cet enfant, le confia à une nourrice de la campagne. Vers le quarantième jour, début d'un coryza très-intense, bientôt suivi d'érythème des fesses, des pieds et des mains et de déformation des poignets. Vers le soixante-quinzième jour, on constate au sein de la nourrice un chancre induré qui semble dater d'une semaine environ.

Le quatre-vingt-dixième jour, veille de sa mort, l'examen de l'enfant montre : cachexie avancée, érythème squameux des fesses et des régions palmaire et plantaire ; déformation des poignets, plaques muqueuses de la bouche ; l'autopsie n'a pu être faite.

Le père et la mère n'ont pas pu être examinés.

Obs. XXVI. — Syphilide papuleuse humide des mains, ayant succédé à un érythème squameux.

Enfant Ross..., garçon, né le 3 avril. Entré le 18 août 1872. La mère a eu un premier accouchement il y a six ans. L'enfant vit et se porte bien : pas d'avortement dans l'intervalle. Elle a allaité l'enfant actuel du 3 avril au 13 mai : à ce moment elle le donne à une nourrice ; un médecin qui l'a examiné alors l'a déclaré sain.

Vers la fin de mai, au cinquante-cinquième jour environ depuis la naissance, éruption papuleuse à la région ano-génitale : la nourrice ne peut pas préciser la date du début du coryza et des plaques buccales ; mais le 20 juillet, c'est-à-dire cinquante jours environ après le début des papules scrotales, elle commence à remarquer une petite plaque ulcérée près de son mamelon droit.

Le 20 août, l'enfant présente des papules humides confluentes à l'anus, au scrotum, aux aines, à la bouche; il a un coryza intense. Aux mains, qui sont habituellement fermées, on constate dans tous les plis des plaques opalines confluentes qui s'étendent à tous les espaces interdigitaux. Bien que la nourrice ne l'ait pas signalé, il est probable qu'un érythème squameux palmaire a précédé ces plaques humides. Malgré ces éruptions si étendues, l'enfant est vigoureux et bien développé : la syphilis n'a pas modifié fortement sa constitution. La nourrice a deux chancres indurés au sein.

Le 29 août l'enfant va beaucoup mieux. La nourrice a des plaques muqueuses de la bouche.

Le 6 septembre la nourrice demande à sortir : elle promet de continuer le traitement qui consiste, pour l'enfant, en liqueur de Van Swieten, et pour elle en pilules de protoiodure de mercure.

Dans cette seconde série d'observations personnelles, je ne citerai que celles dans lesquelles ont été observés, à différents degrés, les érythèmes squameux; je donnerai dans un autre chapitre, et à propos d'autres lésions, l'indication des cas dans lesquels ces érythèmes n'ont figuré à aucun moment, parmi les symptômes observés de syphilis congénitale.

III. Erythème bulleux (*Syphilide néoplasique vésico-bulleuse*).

Ainsi que je l'ai dit, cette syphilide vésico-bulleuse se manifeste sous deux formes : l'érythème bulleux et le pemphigus. Malgré les analogies très-nombreuses que présentent ces deux dérivés d'une même cause, je les étudie séparément pour me conformer à l'usage.

L'érythème bulleux est beaucoup plus rare que l'érythème squameux, qu'il complique quelquefois. Ainsi, à l'observation 8 j'ai indiqué l'apparition de quelques bulles apparaissant chez un enfant atteint d'érythème squameux manifeste des pieds. Voici un fait plus probant encore.

Obs. XXVII. — Enfant Vern..., né à l'Antiquaille, service de la crèche, le 1er août 1871.

Cet enfant, de volume moyen et d'apparence ordinaire, n'a rien présenté de particulier jusqu'au cinquante-quatrième jour après sa naissance : à ce moment on constata sur les surfaces palmaire et plantaire un érythème qui, d'abord simple, ne tarda pas à devenir squameux à fond rouge cuivre. Ensuite on vit les squames être soulevées en forme de bulles par un liquide trouble, mais non purulent. Cet état bulleux persista pendant plusieurs jours, puis disparut en laissant de larges plaques épidermoïdales. Aux mains on observa également quelques bulles, à la suite desquelles se produisit une squamation abondante. En même temps des plaques muqueuses apparaissaient aux commissures des lèvres.

La squamation fut pendant plusieurs mois abondante à la surface de l'érythème ; il ne se produisit aucun symptôme grave.

En juillet 1872, l'enfant allait bien et ne présentait plus aucun accident.

La mère avait eu avant sa grossesse une syphilis secondaire.

Ainsi, dans l'observation 27, comme dans l'observation 8, cet érythème s'est produit dans le cours d'un érythème squameux, qui d'ailleurs restait toujours intact en certains points : les bulles n'envahissant jamais qu'une partie de sa surface.

L'érythème bulleux peut-il exister en dehors des régions palmaire et plantaire, par exemple, sur les vastes surfaces squameuses que j'ai décrites aux fesses et aux cuisses ? Je le suppose, mais je ne l'ai jamais vu.

Les bulles sont en général petites, du volume d'un pois, arrondies, à surface plate, contenant un liquide citrin, tantôt clair, tantôt légèrement trouble, mais jamais puriforme ; en général discrètes, au nombre de 3 ou 4 sur un pied ou une main; leur durée est courte; elles laissent une surface légèrement ulcérée et bientôt recouverte de squames. Elles ne paraissent déterminer ni douleur ni prurit.

Histologiquement, leur processus est celui de la bulle en général ; infiltration vésiculeuse des noyaux et nucléoles dans les cellules épithéliales ; rupture de ces cellules : formation de vacuoles qui s'agrandissent progressivement en se rompant les unes dans les autres, et finalement constitution dans les couches supérieures du corps muqueux d'une cavité close de toutes parts par l'épithélium et contenant le liquide échappé des cellules ou d'entre les cellules, mélangé avec des leucocytes épithéliaux. Dans le derme : hyperémie et néoformation cellulaire, surtout au sommet des papilles et autour des vaisseaux.

Il semble que le virus syphilitique agit plus activement dans les cas d'érythème bulleux, que dans ceux d'érythème squameux ordinaire : dans celui-là on observe une tendance à la destruction de certains éléments qu'on n'observe pas dans celui-ci. On ne peut voir dans la forme bulleuse une éruption causée par la cachexie : les deux enfants dont je cite les observations n'étaient pas affaiblis très-fortement par la maladie, et tous les deux ont été revus assez bien portants au bout d'une année.

L'érythème bulleux est plutôt un symptôme d'infection plus intense, et la cachexie qui peut l'accompagner est elle-même le produit de cette affection grave : elle est sœur et non point cause des éruptions. Les mêmes remarques s'appliquent au pemphigus syphilitique des nouveau-nés, dont l'érythème bulleux peut être considéré comme un retentissement éloigné et atténué. M. Roger appelle l'érythème bulleux faux pemphigus syphilitique ; en réalité, il ne diffère du pemphigus vrai que par son époque plus tardive d'apparition, le volume et le nombre moindres, et la transparence de ses bulles et leur production sur des points déjà atteints d'érythème squameux.

IV. Pemphigus (*Syphilide néoplasique bulleuse*).

Ainsi que je viens de le dire, le pemphigus et l'érythème bulleux pourraient être considérés comme ayant pour origine commune la production de bulles, par destruction rapide des cellules épidermiques du néoplasme syphilitique ; mais dans le pemphigus la tendance à la destruction est infiniment plus grande, le virus paraît agir avec son maximum d'intensité; on n'observe qu'accessoirement la lésion du derme, qui est complètement masquée par la destruction des couches épithéliales de formation nouvelle.

L'étude clinique du pemphigus des nouveau-nés est faite dans tous les auteurs modernes : depuis les remarquables travaux de M. Paul Dubois, la grande majorité des syphiligraphes et des accoucheurs, admet que le pemphigus existant au moment de la naissance est un signe certain de syphilis héréditaire ; cette opinion était professée en 1857 par Trousseau, dont les leçons sont reproduites par l'*Union médicale* de cette année.

Mais si la description du pemphigus intra-utérin, si sa valeur séméiotique ne sont pas contestées, il n'en est pas de même pour celui qui se développe après la naissance. M. Gintrac en admet chez les nouveau-nés trois variétés :

1° Pemphigus simple, léger, qui guérit spontanément en un ou deux septénaires ;

2° Pemphigus grave, le plus souvent mortel, certainement syphilitique ;

3° Pemphigus également très-grave, dont la nature syphilitique est incertaine, et dont l'origine pourraît être attribuée à toute autre cause.

J'avoue que les motifs que donne M. Gintrac, pour révoquer en doute la nature syphilitique de cette troisième variété, ne me paraissent pas suffisants : d'ailleurs, pour de plus amples détails, je renvoie à son ouvrage (1).

M. Roger a complètement tranché cette question dans un mémoire fort intéressant sur la syphilis congénitale, et qui

(1) Gintrac. Cours théorique et clinique de pathologie interne et de thérapie médicale, t. IV.

a été publié par l'*Union médicale* de 1865. Pour cet auteur, le pemphigus simple siége indifféremment sur tout le corps; il est composé de 3 à 12 bulles bien rondes et contenant une sérosité citrine; enfin il est très-rare avant le troisième mois. Le pemphigus syphilitique au contraire siége de préférance aux pieds et aux mains; il est souvent confluent et formé parfois de plus de 100 bulles irrégulièrement arrondies et contenant une sérosité purulente ou sanguinolente; tantôt il est congénital, tantôt il se développe dans les premiers jours de la vie.

De tous ces caractères, le plus important serait l'époque d'apparition, et M. Roger affirme que dans les cas douteux il serait disposé à considérer comme syphilitique, tout pemphigus développé dans les premiers jours ou les premières semaines; quels qu'en soient d'ailleurs le siége et la forme.

Telle est également l'opinion de M. Gailleton, qui croit que tout pemphigus développé dans les quinze premiers jours de la vie est syphilitique. D'autre part, M. Hervieux a communiqué en 1858 à la Société médicale des hôpitaux, l'histoire d'une épidémie de pemphigus observée chez des nouveau-nés à la Maternité. Les enfants étaient atteints d'une éruption bulleuse qui débutait dans la première ou la seconde semaine après la naissance, se manifestait par poussés successives, et disparaissait sans altérer notablement la santé; l'éruption, en général discrète, ne siégeait pas aux mains ni aux pieds; dans un seul cas il y eut des bulles aux régions palmaire et plantaire, et l'enfant mourut, probablement de syphilis héréditaire, bien que la mère ne présentât aucun accident.

Pour M. Hervieux, le caractère contagieux était démontré par le mode de développement de la maladie dans les salles.

Dans un journal italien (1), je trouve la relation de deux

(1) Giornale italiano delle Malattie veneree e delle Malattie della pelle. Année 1871, page 112.

épidémies semblables; les auteurs n'indiquent pas le siége de prédilection des bulles, mais aucun des enfants ne mourut. L'éruption débutait du cinquième au septième jour après la naissance, durait deux ou trois semaines, et ne paraissait pas altérer la santé. Les auteurs qui ont observé ces épidémies, disent que ce pemphigus était apyrétique, indépendant de toute cachexie, et présentait beaucoup d'analogie avec la varicelle. Ils ont injecté sans résultat le liquide des bulles dans le tissu sous-cutané d'un adulte.

Pendant mon internat à la Maternité, j'ai observé quelques cas de pemphigus discret du tronc, chez des nouveau-nés qui ne présentaient aucune trace de syphilis, et dont les mères étaient, du moins en ce moment-là, complètement saines. Jamais je n'ai vu l'éruption occuper les pieds ou les mains.

Ces faits sont-ils de nature à infirmer les assertions de MM. Roger et Gailleton? On doit remarquer que tous les cas de pemphigus cités par M. Hervieux, par les auteurs du *Giornale italiano*, et ceux qui me sont personnels, ont été observés dans des maternités, et par conséquent dans des conditions spéciales de milieu; de plus, dans la seule observation où on indique l'existence d'un pemphigus palmaire et plantaire, l'enfant est mort, tandis que tous les autres ont survécu; aussi, je n'hésite pas à conclure que si, dans certaines conditions de milieu et d'épidimicité, il est encore permis de faire quelques réserves pour le pemphigus du tronc et des membres, on doit considérer comme certainement syphilitique celui qui se développe en même temps aux pieds et aux mains, pendant les premières semaines de la vie. Enfin, dans l'immense majorité des cas, un pemphigus, quel qu'il soit, développé dans les dix ou quinze premiers jours, est de nature syphilitique.

Les trois observations suivantes me permettront de compléter ce qui me reste à dire sur le pemphigus syphilitique.

Obs. XXVIII. (Communiquée par M. Charpy). — Enfant Ferr..., fille âgée de huit jours. Entrée à l'Antiquaille le 30 mai 1872. Née à terme d'une mère manifestement syphilitique, elle avait à la naissance des bulles sur le tronc et à la face. Au huitième jour, bulles nombreuses sur tout le corps; on peut très-bien suivre, surtout à la paume des mains, le développement de l'éruption. La lésion débute par une tache érythémateuse élevée, au centre de laquelle apparaît un point blanc vésiculeux ; les vésicules s'agrandissent peu à peu et occupent bientôt toute la tache, la bulle ainsi constituée reste toujours plate, arrondie, de 1 centimètre environ de diamètre, elle contient un liquide d'abord blanc, puis franchement purulent.

A ce moment et pendant les jours qui suivirent, l'enfant ne présenta pas d'autre signe de syphilis ; elle n'était pas cachectique, enfin elle succomba le 7 juin avec de la cyanose et de la dyspnée. L'autopsie ne montra aucune lésion de syphilis viscérale ; les poumons étaient congestionnés et atélectasiés en plusieurs points.

Obs. XXIX. — Enfant Bey..., né le 1er septembre 1872 ; environ un mois avant terme; observé le 27 septembre. Au moment de la naisance, pemphigus palmaire et plantaire qui s'est perpétué par des poussées successives ; en même temps se développent du coryza, des plaques muqueuses de l'anus.

Toutes ces lésions persistent en ce moment ; l'enfant est petit, ridé, il a la figure d'un petit vieillard et paraît devoir succomber avant peu de jours ; il n'a pas été revu.

Obs. XXX. (Communiquée par M. Gailleton, qui l'a recueillie dans sa clientèle.

Enfant X..., procréé par un homme atteint de syphilis secondaire, mais n'ayant aucun accident au moment du coït unique qui a été suivi de la grossesse. La mère n'a jamais eu de chancre ; elle a présenté des accidents secondaires environ trois mois après la fécondation : elle a suivi un traitement régulier dès le début.

L'enfant est né à terme avec un pemphigus palmaire et plantaire congénital; il a été allaité et soigné par sa mère ; il a eu pendant sa première année des accidents multiples : enfin, après beaucoup de soins et un traitement suivi très-exactement, il a guéri. En novembre 1873, cet enfant, qui était âgé de 5 ans, se portait bien et ne présentait plus de traces de syphilis.

De ce fait, si bien observé dans ses détails les plus intimes, il est bien permis de conclure que le pemphigus, même quand il est congénital, n'est pas un signe de mort fatale, ainsi que l'enseignait Trousseau.

V. Erythème ulcéreux (*Syphilide néoplasique ulcéreuse superficielle*).

Bien que cet érythème n'existe jamais aux régions palmaire et plantaire, son étude sera le complément naturel de celle des syphilides précédentes, dont il est impossible de le séparer. C'est surtout pour l'érythème ulcéreux, qu'il ne faut point prendre les dénominations à la lettre, et qu'il est nécessaire de se rappeler les motifs qui m'ont engagé à donner le nom commun d'érythème, à tout un groupe de lésions particulières à la syphilis héréditaire.

L'érythème ulcéreux, qu'on ne doit pas confondre avec les ulcérations succédant aux papules ou aux bulles pemphigoïdes, a pour siége de prédilection les fesses et le menton. Il apparaît toujours sur une plaque d'érythème simple; il est caractérisé par une ulcération de 1 à 2 centimètres de diamètre, assez profondément creusée, à surface hérissée et papillaire, à teinte rouge, à suppuration peu abondante et à rebord festonné. Ce rebord est formé par des portions de circonférences, au nombre de trois à six, et qui continuent bout à bout, comme les cercles syphilitiques des adultes; c'est à ce caractère qu'il doit son nom d'ulcère serpigineux.

Le travail morbide qui produit ces ulcérations a une grande affinité avec celui des lésions bulleuses, dont il représente un dégré plus grave. De nombreuses cellules jeunes infiltrent les espaces du derme; elles sont surtout accumulées autour des vaisseaux; ce sont elles qui, dès le début, vont alimenter la néoformation épithéliale, et plus tard former la couche de suppuration; les cellules du corps muqueux subissent une infiltration vésiculeuse très-rapide, et elles se désagrégent sans former de vésicules limitées. Au-dessous du corps muqueux ainsi détruit, le derme est à nu, ses papilles persistent sous forme de bourgeons charnus ; ce sont elles qui, plus tard, reformeront l'épiderme de revêtement; aussi la cicatrice sera-t-elle lisse et de niveau. Quant à la forme festonnée, elle est due au mode d'action du virus syphilitique.

Sa forme serpigineuse, son apparition sur des points déjà atteints d'érythème squameux, le distinguent des ulcérations cachectiques simples. On l'observe dans les syphilis graves qui produisent en même temps, et l'érythème ulcéreux et la cachexie. Il a la même signification diagnostique que les ulcérations festonnées de l'adulte, et comme elles, il annonce une forme grave de la maladie.

Je n'ai jamais observé l'érythème ulcéreux isolé; il compliquait toujours d'autres manifestations, comme on peut le voir dans les observations 13 et 14, et par la suivante :

Obs. XXXI. — Adèle Reb..., née le 13 août 1873. La syphilis a débuté au vingt-cinquième jour après la naissance par une éruption papuleuse du tronc ; puis vinrent le coryza et les plaques muqueuses buccales.

Le 25 octobre, on constata : éruption papuleuse confluente, cuivrée aux cuisses, humide à la région ano-génitale. Aux fesses on observe deux larges surfaces ulcérées, de la dimension d'une pièce de cinq francs, saillantes en masse et paraissant être taillées à facettes ; les bords sont irrégulièrement arrondis et semblent formés de segments de cercles. Ces plaques ulcérées ont débuté il y a environ vingt jours. Aucune trace d'érythème palmaire ou plantaire. Cachexie très-vancée. Maigreur squelettique. Plaques muqueuses buccales.

Dans les cas comme celui-ci, où les ulcérations sont très-larges, la suppuration qu'elles fournissent doit aggraver la maladie et favoriser le développement de la cachexie.

Après cette longue analyse, il faut maintenant procéder par synthèse, et, jetant un coup d'œil d'ensemble sur tous les faits que nous venons de passer en revue, retirer de leur étude des enseignements pratiques. Souvent, dans les pages qui précèdent, je suis sorti du cadre restreint de mon sujet; je le ferai encore dans celles qui vont suivre chaque fois, que je pourrai énoncer un fait basé sur l'observation, et contribuer ainsi, pour une part si petite soit-elle, à l'étude clinique de la syphilis héréditaire.

On a pu voir à la lecture des observations que, dans la majorité des cas, les syphilides palmaires plantaires s'étaient développées en même temps que d'autres symptômes : aussi, avant de rechercher dans quelle proportion se trouvent les malades chez lesquels l'accident initial a siégé aux pieds ou aux mains, je vais rechercher rapidement quels ont été dans les 31 observations qui précèdent :

1° L'époque d'apparition des accidents;

2° Les accidents initiaux;

3r Les complications, la marche et la terminaison de la maladie.

Epoque d'apparition. — D'une manière générale, dans les faits que j'ai observés, cette époque concorde avec celle qu'indique M. Roger : dans le savant mémoire qu'il a publié sur cette question, et que j'ai déjà plusieurs fois cité, cet auteur prétend que, dans l'immense majorité des cas, la syphilis héréditaire débute dans les trois premiers mois. Or, dans mes observations, une seule fois l'époque de 4 mois est indiquée et sous forme dubitative. Ce renseignement était donné, en effet, d'une manière assez peu précise. En dehors des cas de pemphigus congénital, les cas les plus précoces se sont produits au 8e jours. D'une manière générale, on peut dire que l'époque le plus fréquemment observée est celle du 8e au 30e, ou 40e jour.

2° *Accidents initiaux.* — Le coryza et les éruptions papuleuses sont les lésions le plus souvent notées comme accidents du début; cette conclusion est conforme à celle de la plupart des auteurs : de MM. Trousseau, Lasègue, Roger, Caillault, etc.

Quant aux érythèmes, ils ne sont notés que six fois comme lésion initiale; mais on remarquera que ce fait a été plus souvent observé dans la seconde série d'observations, qui ont été recueillies d'une manière complète, et dans lesquelles les enfants ont toujours été observés à ce point de vue et pendant des périodes assez longues; dans les observations 15 et 24 par exemple, l'érythème simple avait été observé d'abord, puis au bout de quelques jours, il devient franchement squameux, et, sur cette indication, M. Gailleton affirme le diagnostic, et institue le traitement pour le plus grand avantage des enfants. Son opinion se trouvait d'ailleurs parfaitement justifiée par l'état des parents.

Aussi je crois pouvoir affirmer que, si on observe avec beaucoup de soin les enfants suspects, on trouvera souvent, alors que tous les autres symptômes manquent, un certain degré d'érythème simple, présentant les caractères indiqués, qui n'a aucune valeur par lui-même, mais qui doit toujours éveiller l'attention, car souvent il est le prélude d'un érythème squameux ou de l'apparition d'autres symptômes de la maladie.

3° *Complications, marche, terminaison.* — Je ne veux et je ne puis aborder ici aucun point de doctrine, et, si la modeste statistique que je présente diffère de celles que présentent nos maîtres, je n'en veux tirer aucune déduction; j'expose les faits. Aussi, quand je parle de terminaison, je ne veux préjuger en rien ce qui pourrait arriver plus tard; il est bien difficile de dire à quel âge les sujets sont à l'abri des manifestations de la syphilis héréditaire ; cependant, quand on voit des enfants qui ont présenté pendant les premiers mois de leur vie des poussées très-graves de la maladie, guérir et rester ensuite plusieurs mois sans avoir d'accidents et se développer régulièrement, il est bien permis d'admettre que, si leur guérison n'est pas définitive, le bilan de leur organisme sera singulièrement amélioré et qu'ils résisteront bien plus facilement anx manifestations tardives, si elles se produisent.

Sur les 28 enfants syphilitiques chez lesquels l'issue de la maladie a pu être notée, 14 sont morts, 1 est sorti en très-mauvais état et peut être ajouté aux premiers; enfin 13 ont guéri. Parmi ces derniers, quelques-uns ont été revus assez longtemps après leur sortie du service; un au bout de cinq ans et un certain nombre au bout des 15e, 12e, 10e, 8e ou 6e mois ; plusieurs de ces enfants se portaient très-bien et ne paraissaient pas avoir souffert notablement de la syphilis. Je n'ai pas la prétention de trancher la question, mais je cite ces exemples, car je suis persuadé que c'est en faisant sur une vaste échelle des recherches de ce genre, qu'on arrivera à des notions exatces sur la durée et la gravité de la maladie.

Les complications dans les cas de mort ont consisté dans des gommes du foie dans deux cas, des hémorrhagies rénales dans un cas, des ulcérations et des abcès dans trois cas. Enfin, dans la majorité des cas, le cachexie vient compliquer la situation et précipiter le dénouement; alors on voit les malades se dessécher se momifier en quelque sorte, ils ont la face ridée et vieillote, la peau sèche et bistrée; la maigreur, la diarrhée et les vomissements viennent terminer la scène ; on observe alors certaines altérations particulières à la cachexie, des ulcérations, des eschares, qu'il ne faut pas confondre avec l'érythème ulcéreux des fesses et du menton que j'ai décrit; l'ulcère du talon signalé par Doublet, figure dans cette catégorie de lésions qui ne sont point spéciales à la syphilis. La cachexie elle-même ne doit être considérée que comme un symptôme, un produit de la maladie première et son intensité varie avec l'énergie d'action du virus et, avec la résistance que présente l'enfant.

FRÉQUENCE ET VALEUR SÉMÉIOTIQUE DES SYPHILIDES PALMAIRES ET PLANTAIRES.

Je n'insisterai pas sur l'importance du diagnostic de la syphilis héréditaire; mais, dans un grand nombre de cas, il ne suffit pas de bien connaître la maladie chez un enfant, il est important souvent de la reconnaître avant qu'elle se révèle par certains signes qui, dès leur apparition, auront pu amener des accidents graves de transmission du mal. Je ne veux pas chercher à amoindrir la valeur du coryza et surtout de la plaque muqueuse comme éléments de diagnostic; mais quand ces symptômes ont apparu à un degré suffisant pour qu'on puisse se prononcer, à ce moment déjà beaucoup de mal peut être fait; car, dès que ces lésions existent, la nourrice de l'enfant a pu être inoculée. Dans les dernières années, on a cité des cas très-nombreux dans lesquels des nourrissons placés à la campagne, ont produit de véritables endémies dans des villages où la syphilis n'avait jamais pénétré. Je ne rappelle ces faits que pour mémoire. Le véritable progrès consiste donc à trouver les moyens, ou bien de diagnostiquer la maladie avant l'apparition de ces symptômes, dont l'apparition seule a de si graves conséquences, ou du moins de la soupçonner, afin de se tenir sur ses gardes, et de prévenir les effets funestes des signes qui confirmeront le diagnostic.

Or cette dernière indication pourra être remplie dans certains cas par l'érythème simple, surtout quand il occupe en même temps les régions plantaires et la face postérieure des fesses et des membres inférieurs, quand il se développe sans cause appréciable, sans diarrhée, sans autre maladie intercurrente ; par lui-même, je l'ai déjà dit, cet erythème ne peut permettre d'affirmer le diagnostic, mais en le constatant on doit craindre qu'il soit le prélude de l'érythème squameux, ou qu'il précède l'arrivée du coryza et des papules, et alors des précautions suffisantes et une surveillance motivée par le soupçon qu'on aura conçu, permettront de mettre la nourrice à l'abri de toute inoculation.

La valeur séméiotique du pemphigus a été déjà indiquée. Etudions celle de l'érythème squameux.

La seule fréquence de cet érythème indique bien tout d'abord, le rang qu'il doit occuper parmi les signes de diagnostic.

Il a été constaté à différents degrés, 23 fois dans les 31 observations, c'est-à-dire dans plus des deux tiers des cas, et 2 fois sur 23 il s'est compliqué de productions bulleuses.

Ces chiffres sont plus considérables que ceux qu'indiquent MM. Trousseau et Lasègue : sur 10 cas, ces auteurs ont noté 5 fois le faux psoriasis palmaire et plantaire.

Enfin, 6 fois sur 23, l'érythème squameux a été noté comme symptôme initial de la maladie.

En présence de ces résultats fournis par l'examen minutieux des malades, et en m'appuyant sur l'autorité de M. Gailleton, je n'hésite pas affirmer que l'érythème squameux plantaire et plantaire bien nettement caractérisé, surtout quand il s'accompagne d'un érythème semblable aux membres inférieurs, et ayant la forme indiquée, que cet érythème, dis-je, est un signe certain de syphilis, à l'égal de la papule sèche ou humide, et de syphilis congénitale. Aux indications encore hésitantes de MM. Trousseau et Lasègue je crois pouvoir substituer cette affirmation catégorique.

Lors donc que l'érythème squameux se produira comme accident initial, on pourra immédiatement instituer un traitement et prendre toutes les mesures conseillées par les intérêts de la nourrice si l'enfant n'est pas allaité par sa mère; il ne sera pas nécessaire d'attendre le coryza ou les plaques muqueuses.

Ses principaux caractères : époque d'apparition (2e à 8e semaine) ; aspect (couleur cuivre, squame, épaississement) ; persistance pendant plusieurs jours ; siége (pieds, mains, forme en fer à cheval) ; sa coïncidence avec d'autres éruptions pustuleuses ou papuleuses, rappelant le polymorphisme de la syphilis, permettront de le distinguer des autres affections cutanées, avec lesquelles on pourrait le confondre.

L'eczéma lichénoïde, qui présente avec l'érythème squameux de nombreuses analogies, en diffère par ce fait qu'il présente toujours à une certaine période des squames humides et un suintement manifeste qui empèse le linge, tandis que l'érythème squameux est toujours parfaitement sec.

M. Caillault qui a fait une très-bonne étude des maladies de la peau chez les enfants, après avoir cité l'opinion de MM. Trousseau et Lasègue sur le faux psoriasis de la syphilis congénitale, refuse à ce symptôme toute signification au point de vue du diagnostic ; pour lui, la plaque muqueuse ou la papule seules sont des signes certains de syphilis héréditaire ; toutes les autres éruptions doivent être rattachées à la cachexie. — A cette opinion je pourrai objecter que, dans les observations précédentes, l'érythème squameux est surtout très-prononcé chez des enfants qui ne sont nullement cachectiques, et qui ont pu être considérés comme guéris de la syphilis ; et que cet érythème, loin de s'accroître avec la cachexie, tend au contraire à s'effacer et à disparaître à mesure que les malades maigrissent et perdent de leur vitalité.

Quant à la différence que M. Caillault établit entre les

éruptions papuleuses et les érythèmes squameux que nous étudions, cette différence cesse d'exister si, au lieu de donner à la papule la signification vulgaire, nous considérons surtout la néoplasie dont elle est une des manifestations. En effet, entre une éruption papulo-squameuse ordinaire et l'érythème squameux palmaire et plantaire, il n'y a qu'une seule différence : la néoplasie est circonscrite dans le premier cas, elle est diffuse dans le second ; mais, dans l'un comme dans l'autre, on observe les mêmes modifications anatomiques du derme et de l'épiderme.

Dans l'érythème diffus toutefois, les altérations dermiques sont moins profondes peut-être, et l'hyperémie artérielle semble dominer la néoplasie cellulaire ; ces caractères sont accessoires ; ils ne peuvent établir de distinction entre ces lésions, mais ils expliquent la possibilité d'une disparition plus rapide dans les lésions diffuses que dans les lésions circonscrites.

L'érythème bulleux est beaucoup moins important que le précédent comme signification diagnostique ; il est beaucoup plus rare et plus fugace ; en général il se développe sur des surfaces déjà atteintes d'érythème squameux dont il pouvait être considéré comme une aggravation ; dans les observations que j'ai citées, cet érythème existait seulement aux pieds et aux mains. Quant à l'érythème ulcéreux, il n'existe pas aux régions palmaire et plantaire : il ne figure qu'à titre de complication, et il existe toujours en même temps que d'autres lésions qui permettent d'affirmer le diagnostic.

Ainsi, tout l'intérêt se porte, on le voit, sur l'érythème squameux ; son existence, ai-je dit, permettra d'affirmer d'abord que l'enfant est atteint de syphilis et qu'il est atteint de syphilis héréditaire.

Ces manifestations diffuses ne se rencontrent jamais dans la syphilis acquise, alors même que l'enfant l'aurait contractée dans les premiers jours de sa vie ; leur existence sera donc d'une grande valeur dans les cas où il est difficile d'établir l'origine de la maladie.

On sait aujourd'hui que la syphilis acquise n'est pas extrêmement rare chez les jeunes enfants : M. Dron, chirurgien en chef de l'hospice de l'Antiquaille, a publié récemment un mémoire dans lequel il étudie certains modes de transmission de la syphilis des nourrices aux nourrissons ; dans plusieurs des observations citées par cet auteur, la syphilis acquise a débuté dans les deux premiers mois, à une époque où on observe habituellement la syphilis héréditaire. Dans des cas analogues, si on ne trouvait aucune trace de l'accident primitif, on devrait toujours rechercher avec soin les érythèmes squameux, dont la constatation permettrait d'éliminer l'hypothèse d'une syphilis acquise.

On peut encore citer d'autres signes qui permettront de différencier les deux maladies : la roséole du tronc et des flancs, que je n'ai jamais constatée dans la syphilis héréditaire, existe dans la syphilis acquise aussi bien chez l'enfant que chez l'adulte ; l'adénopathie qui n'existe dans la maladie héréditaire qu'exceptionnellement et comme complication de lésions locales graves, existe toujours, et à un très-haut degré, dans la maladie acquise. Chez les jeunes enfants, elle est plus généralisée et plus prononcée encore que chez l'adulte.

La syphilis acquise est, en général, bien supportée par les enfants ; elle est moins grave chez eux que chez l'adulte ; et en dehors de complications, elle n'amène pas d'accidents graves ; la syphilis héréditaire est une des maladies les plus graves qu'on puisse observer, surtout quand elle est abandonnée à elle-même ; elle amène rapidement la cachexie, les déformations des poignets, des gommes viscérales, des ostéites, etc.

Si, à ces différents caractères, on ajoute la fréquence des

érythèmes néoplasiques diffus dans la maladie héréditaire, et leur absence dans la maladie acquise, on sera en possession de moyens suffisants pour établir le diagnostic.

PRONOSTIC.

L'étude que je viens de faire est trop incomplète pour que je puisse en tirer des indications pronostiques formelles; cependant l'examen des observations que j'ai citées, me permettra d'établir certaines conclusions pratiques.

Pour arriver à formuler d'une manière précise le pronostic, il faut tenir compte de nombreuses circonstances : la période et la gravité de la syphilis chez les auteurs de l'enfant, et le traitement qu'ils auront suivi; le moment de l'apparition de la maladie chez l'enfant; la nature des lésions qui constituent les accidents initiaux; l'existence simultanée de syphilides cutanées et de lésions viscérales; le mode d'allaitement et les complications diverses qui peuvent modifier la marche de la maladie.

Je vais passer en revue rapidement ces diverses conditions, qui se trouvent indiquées dans un certain nombre des observations.

1° *Période et marche de la syphilis des auteurs de l'enfant.* — En général, le pronostic est d'autant plus grave pour l'enfant, que la syphilis des parents est plus récente et plus grave elle-même. Il est rare que, dans une première grossesse, il n'y ait pas avortement ou accouchement prématuré, ou encore accouchement à terme d'un enfant mort; souvent ce n'est que la troisième ou quatrième grossesse qui donne naissance à un enfant viable, et qui présentera, à une époque variable, des accidents de syphilis. — L'observation 15 est un exemple frappant de cette marche de la maladie.

Le pronostic sera moins grave pour l'enfant qui va naître, si la mère a fait un traitement régulier pendant sa grossesse.

2° *Epoque d'apparition de la syphilis chez l'enfant.* — La syphilis congénitale est, de beaucoup, la plus grave, et le pronostic est d'autant plus favorable que l'apparition de la maladie se fait à une époque plus éloignée de la naissance. Pour Trousseau, le pemphigus congénital est un signe de mort fatale : le cas de guérison que j'ai citée est un fait trop isolé pour permettre d'infirmer cette règle ; mais il indique que, dans l'appréciation du pronostic, il faut en même temps tenir compte des autres conditions.

Le pemphigus palmaire et plantaire, qui débute pendant les premières semaines, est l'indice d'un pronostic grave ; mais, en dehors des complications viscérales, les enfants qui le présentent peuvent parfaitement guérir.

3° *Complications viscérales.* — La coïncidence de gommes des viscères avec une syphilide indique un pronostic fatal et à courte échéance. Je cite deux observations de gommes du foie chez des enfants porteurs de syphilides érythémateuses, et qui ont succombé rapidement (voir obs. 13 et 16).

4° *Différentes formes de syphilides.* — L'érythème squameux, quand il existe en dehors de toute complication, et surtout comme symptôme initial, est l'indice d'un pronostic relativement favorable.

Parmi les enfants qui sont notés dans mes observations comme ayant guéri, plusieurs avaient eu, à un très-haut degré, cet érythème, et, ainsi que je l'ai fait remarquer déjà plusieurs fois, le développement extrême de cette syphilide ne coïncide pas avec le développement d'une cachexie avancée.

L'érythème bulleux n'a été observé que deux fois, et son existence n'a pas paru aggraver le pronostic.

Ainsi, d'une manière générale, les syphilides érythémateuses indiquent un pronostic moins grave que les syphilides plus profondes (papuleuses, pustuleuses, etc...).

Quant à l'érythème ulcéreux, il est l'indice d'un pronostic grave : dans les deux cas où je l'ai observé, les enfants sont morts. Quand il est très-développé, il devient une cause d'affaiblissement rapide par la suppuration qui se produit à sa surface.

5° *Modes d'allaitement, complications diverses, traitement.*— Un enfant syphilitique, allaité au biberon ou par une nourrice peu soigneuse, peut être considéré comme à peu près perdu ; les chances de guérison sont, au contraire, bien plus nombreuses pour un enfant allaîté et soigné par sa mère ; on peut se convaincre de la vérité de cette assertion, en lisant les observations qui précèdent. Les faits sont assez probants, et les commentaires sont inutiles.

Le coryza est souvent une grave complication, surtout dans les premiers mois ; dans certains cas, il rend l'allaitement impossible et cause la mort. Toutes les maladies intercurrentes aggravent le pronostic ; elles amènent souvent la mort chez des enfants déjà affaiblis par la syphilis, alors qu'elles n'auraient eu que peu de gravité chez un enfant sain.

Enfin, le traitement et surtout le traitement régulier, méthodique, joue un rôle considérable dans le pronostic, et cette considération indique au praticien toute la responsabilité qui lui incombe. La maladie sera assurément moins grave chez l'enfant, si on a fait suivre à la mère un traitement pendant sa grossesse, alors même qu'elle ne présente aucun symptôme à ce moment-là, et si, une fois les premiers accidents héréditaires apparus, on leur a opposé une médication convenable.

TRAITEMENT.

Si les manifestations palmaires et plantaires de la syphilis acquise exigent le plus souvent un traitement local, et sont peu modifiées par les moyens généraux, la proposition inverse est également vraie pour les syphilides spéciales à la maladie héréditaire.

Les érythèmes palmaire et plantairè ne réclament, en général, aucun traitement local, et le pemphigus n'exige d'applications locales que lorsque les bulles laissent une surface ulcérée qu'on doit mettre à l'abri du contact de l'air, et alors les moyens employés sont de simples palliatifs qui n'ont aucune vertu spécifique.

Le traitement ne différera donc en rien de celui de la syphilis héréditaire en général.

J'ai déjà parlé de la nécessité de faire suivre à la mère un traitement pendant la grossesse : à moins de contre-indications formelles fournies par l'état des fonctions digestives, on instituera un traitement mixte, et dont les effets devront être, d'ailleurs, surveillés avec la plus grande attention. La durée et l'activité de ce traitement seront variables, et proportionnées aux accidents actuels, ou à la gravité générale de la maladie et enfin au mode de terminaison des grossesses antérieures (obs. 15). Aussi une femme syphilitique, qui a déjà eu un ou plusieurs avortements ou accouchements d'enfants morts ou gravement atteints, devra-t-elle suivre un traitement mercuriel ou mixte prolongé, alors même que tous les accidents auraient disparu chez elle ; en donnant des doses modérées, en combattant par les toniques la chloro-anémie, si fréquente en pareilles circonstances, la femme enceinte supportera sans inconvénient une médication suffisante.

Le sublimé à la dose de 5 à 10 milligrammes en pilules,

et l'iodure de potassium à la dose de 50 centigrammes à 2 grammes dans une tisane amère, tels sont les moyens qui, employés simultanément, constitueront un traitement général mixte très-utile. Après l'accouchement, si la mère ne présente pas d'accidents, il est prudent de suspendre tous ces moyens ; on agira alors sur l'enfant.

Dès que les premiers symptômes se manifestent, il faut commencer le traitement ; le meilleur moyen pour administrer du mercure à un enfant consiste dans l'emploi de la liqueur de Van Swieten : au début, la dose de 1 gramme de cette liqueur, représentant 1 milligramme de sublimé, est suffisante ; mélangée avec du lait ou du sirop de gomme, elle est, en général, bien tolérée ; plus tard, les doses peuvent être élevées, mais il est rarement nécessaire d'atteindre 4 ou 5 grammes.

On a conseillé, surtout pour les enfants très-faibles, de faire absorber le médicament par une chèvre, dont on donnerait ensuite le lait aux petits malades ; ce moyen serait surtout bon pour les enfants qu'on élève au moyen de l'allaitement artificiel.

Dans certains cas où les syphilides érythémateuses sont très-développées aux membres inférieurs et aux lombes, on peut employer les bains de sublimé : 1 gramme de ce sel pour un bain ordinaire d'enfant.

Les éruptions papuleuses humides réclament plus particulièrement l'emploi de la liqueur de Labarraque et de la poudre de calomel.

Enfin, toutes les complications nécessitent l'emploi de moyens variables suivant les circonstances.

Je traite succinctement la question du traitement, les indications thérapeutiques des syphilides que je viens de décrire ne différant en rien de celles que comporte la syphilis héréditaire en général.

Paris. A. Parent, imprimeur de la Faculté de Médecine, rue M.-le-Prince, 31.

NOUVELLES PUBLICATIONS, CHEZ LE MÊME ÉDITEUR.

Leçons sur la syphilis étudiée plus particulièrement chez la femme, par le Dr Alfred Fournier, médecin de l'hôpital de Lourcine, professeur agrégé à la Faculté de médecine de Paris, 1 fort volume in-8, avec tracés sphygmographiques; le vol. cartonné. 16 fr.

Leçons sur les maladies du système nerveux, faites à la Salpêtrière par le Dr Charcot, professeur à la Faculté de médecine de Paris, recueillies et publiées par le Dr Bourneville. 1 vol. in-8, avec 25 figures dans le texte et 8 planches en chromolithographie; le vol. cart. 10 fr.

Traité pratique des maladies du cœur, par Friedreich. Ouvrage traduit de l'allemand par les Drs Lorber et Doyon. 1 v. in-8 cart. 10 fr.

Thérapeutique des maladies de l'appareil urinaire, par les Drs Mallez et Delpech. 1 vol. in-8 cartonné. 8 fr. 50

Traitement préservatif et curatif des sédiments, de la gravelle, de la pierre urinaires et de maladies diverses dépendant de la diathèse urique, par le Dr A. Mercier. 1 vol. in-12 avec fig. intercalées dans le texte. Cartonné. 8 fr.

La pleurésie purulente et son traitement, par le Dr Moutard-Martin, médecin de l'hôpital Beaujon. 1 vol. in-8. 4 fr.

De l'embaumement chez les anciens et chez les modernes, et des conservations pour l'étude de l'anatomie, par le Dr Sucquet. 1 vol. in-8. 5 fr.

Alimentation du cerveau et des nerfs, par le Dr Tamin-Despalles. 1 vol. in-8 avec 3 planches. 7 fr.

Physiologie du système nerveux cérébro-spinal, d'après l'analyse physiologique des mouvements de la vie, par le docteur E. Fournié, médecin adjoint à l'Institut des sourds-muets. 1 fort volume in-8, cart. en toile. 12 fr.

Recherches expérimentales sur le fonctionnement du cerveau, par le docteur E. Fournié, etc. 1 vol. in-8, avec 4 planches coloriées. 4 fr.

Hystérotomie de l'ablation partielle ou totale de l'utérus par la gastrotomie. Etude sur les tumeurs qui peuvent nécessiter cette opération, par J. Péan, chirurgien des hôpitaux de Paris, et L. Urdy, interne des hôpitaux de Paris. 1 vol. in-8 avec 25 figures dans le texte et 4 planches. 6 fr.

Leçons sur le strabisme, les paralysies oculaires, le nystagmus, le blépharospasme, professées par F. Panas, chirurgien de l'hôpital Lariboisière, professeur agrégé à la Faculté de médecine de Paris, chargé du cours complémentaire d'ophthalmologie, etc., rédigées et publiées par G. Lorey, interne des hôpitaux; revues par le professeur. 1 vol. in-8, avec 10 figures dans le texte. 5 fr.

Traité de médecine légale et de jurisprudence médicale, par le Dr Legrand du Saulle, médecin de l'hôpital de Bicêtre (service des aliénés), médecin expert près les tribunaux, etc. 1 fort volume in-8. Prix pour les souscripteurs. 16 fr.

Traité pratique des maladies des reins, par S. Rosenstein, professeur de clinique médicale à Grœningue, traduit de l'allemand par les Drs Bottentuit et Labadie-Lagrave. 1 vol. in-8. 10 fr.
Cartonné. 11 fr.

Paris. A. Parent, imprimeur de la Faculté de Médecine, rue Mr-le-Prince, 31.

www.ingramcontent.com/pod-product-compliance
Ingram Content Group UK Ltd.
Pitfield, Milton Keynes, MK11 3LW, UK
UKHW021216230726
13926UKWH00003B/1055

9 782013 577267